Bruno P. Kremer

Heilpflanzen

aus der Apotheke der Natur

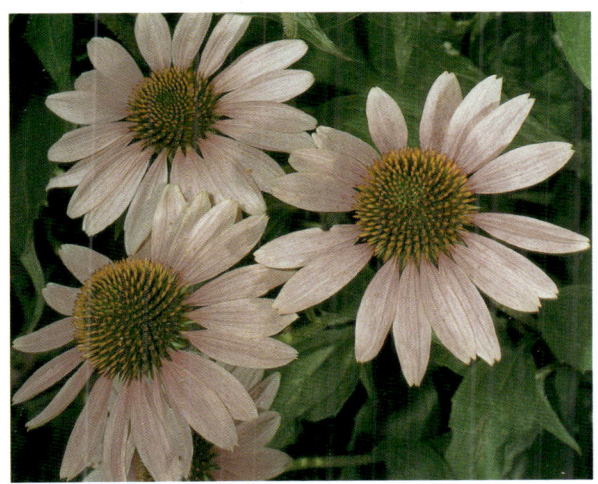

100 heimische Arten
kennen und anwenden

KOSMOS

Unser Leben ist ständig von vielen Pflanzen abhängig. Der Blick auf den Küchenzettel zeigt vom knackigen Gemüse über den gemischten Salat eine Menge Arten, die außer dem buchstäblich täglichen Brot unsere Nahrung liefern. Viele weitere Pflanzen sind aber mindestens so bedeutsam, denn wir verwenden sie als Materiallieferanten – in Form verspinnbarer Textilfasern für T-Shirts oder Jeans, aber auch im wunderbaren Werkstoff Holz, der vom Dachbalken bis zum Zahnstocher höchst vielfältig im Einsatz ist. Und was wäre ein nahrhaftes Gericht ohne die Würze der Küchenkräuter – nichts als ein fader Eindruck wie Mondschein auf der Zunge.

Aromapflanzen und Kräuterwürze sind aber nicht nur eine Frage des guten Geschmacks, sondern fördern die Verdauung und stärken damit unsere Gesundheit. Diesen wertvollen grünen Schatz aus Natur und Garten genauer kennen zu lernen, lohnt sich aus mehreren Gründen. Einerseits macht es einfach Freude, über die Klassiker aus Küche und Apotheke besser Bescheid zu wissen. Andererseits sind diese Pflanzen ein wichtiger Bestandteil der aktiven eigenen Gesundheitsvorsorge, und zudem ist es immer besser, bei medizinischen Alltagsproblemen ein bewährtes Hausmittel aus dem Kräuterbeet an der Hand zu haben.

Die Besten aus der Kräuterliga

In diesem Buch lernen Sie 100 wichtige heimische Heilpflanzen und ihre Verwendungsmöglichkeiten näher kennen. Eingeteilt sind sie nach den fünf Anwendungsgebieten, in denen sie hauptsächlich ihre segensreichen Wirkungen entfalten. Die nachfolgenden Seiten porträtieren somit

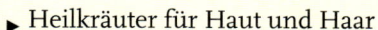

- Heilkräuter für Haut und Haar
- Kräuterkräfte für die Atemwege
- Heilendes für Herz und Kreislauf
- Hilfen für Kopf und Nerven
- Kräuter für Verdauung und Harnwege

Die Zuordnung zu diesen „Berufsgruppen" der Heilpflanzen schließt nicht aus, dass einzelne der

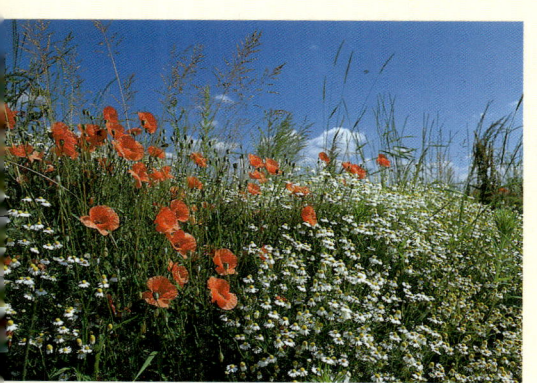

Klatsch-Mohn und Echte Kamille finden sich überall da, wo Landwirtschaft betrieben wird.

hier behandelten Arten nicht auch in mehreren Jobs tätig sind. Solcher Vielfachnutzen ist im Einzelfall immer eigens vermerkt. Innerhalb der fünf Artengruppen sind die Heilpflanzen nach Familienzugehörigkeit sortiert.

Aus aller Herren Länder

Unter heimischen Pflanzen verstehen wir zunächst solche Arten, die wild in der Natur vorkommen – als kräftige Farbtupfer auf Wiesen wie Gänseblümchen und Löwenzahn, als grüne Bodenschätze im Wald wie Bär-Lauch oder Ehrenpreis, in luftiger Höhe des Berglandes wie Arnika und Augentrost oder als Eckensteher an allen Wegen wie Giersch oder Spitz-Wegerich. Manche Arten wie Klatsch-Mohn und Kamille sind seit

Dost ist eine beliebte Nektarpflanze für Schmetterlinge wie diesen Admiral.

Jahrtausenden Kulturfolger des Menschen und wachsen überall dort, wo er Feldfrüchte anbaut. Andere wie Meerrettich oder Seifenkraut gelangten erst als Gartenflüchtlinge in die heimische Flora. Schließlich zählen wir zur hier vorgenommenen Auswahl auch wichtige, als Arzneischatz unentbehrliche Arten wie Dill, Fenchel und Petersilie, die überwiegend nur in Gärten gedeihen, aber immerhin so populär sind, dass sie einfach zum heimischen Bestand gehören.

Arten sicher bestimmen

Zum zuverlässigen Kennenlernen und Wiedererkennen braucht man klare Kennzeichen. Wer die giftigen Maiglöckchen-Blätter für aromatischen Bär-Lauch hält und diese unbe-

CHAUSDRÜCKE IM BILD

- Blüte
- Kelch
- Stängel
- Narbe
- Griffel
- Fruchtknoten
- Blütenblatt
- Staubblatt
- Kelchblatt
- Blütenboden
- Blatt
- Staubbeutel
- Staubfaden
- att-ven
- Wurzel

kümmert in den Salat schnippelt, bekommt ein Problem. Die stichwortartig benannten Merkmale bieten zusammen mit den Fotos die nötige Klarheit. Das Allgemeinschema auf S. 3 benennt Ihnen die wichtigsten Bauteile einer Blütenpflanze mit wechselständigen grünen Laubblättern. Bei manchen Arten wechseln die einzelnen Blätter aber nicht die Stängelseiten, sondern sitzen zu zweit genau gegenüber

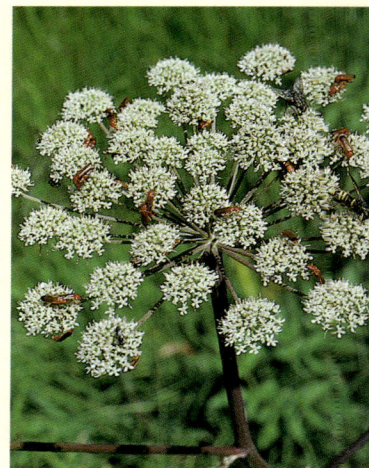

Die Engelwurz, die nicht nur bei Käfern beliebt ist, enthält Bitterstoffe, die die Verdauung anregen.

Wussten Sie das?

Die pflanzlichen Wirkstoffe teilt man in mehrere Gruppen ein:

▶ Ätherische Öle besitzen ein intensives Aroma und „verduften" rückstandsfrei, anders als die fetten Öle.

▶ Alkaloide sind meist starke Nervengifte und richtig dosiert wichtige Arzneistoffe.

▶ Bitterstoffe schmecken, wie sie heißen, und regen die Verdauungssäfte an.

▶ Flavonoide sind eine sehr umfangreiche Naturstoffgruppe mit unterschiedlicher Wirkung.

▶ Gerbstoffe reagieren mit Schleimhäuten und helfen bei Entzündungen, Reizungen oder Verletzungen.

▶ Glykoside wirken vor allem auf Herz und Kreislauf ein.

▶ Saponine schäumen in Wasser wie Seife und greifen Oberflächen an.

▶ Schleimstoffe überkleiden die Schleimhäute und lassen Entzündungen rascher abheilen.

– diese Blattstellung bezeichnet man dann als gegenständig. Die abgebildete Blüte ist zwittrig – die weiblichen (Fruchtknoten) und männlichen (Staubblatt) Funktionsteile sitzen am gleichen Platz. Einhäusig bedeutet, dass Fruchtknoten und Staubblätter bei der betreffenden Art (beispielsweise bei der Birke) getrennt in weiblichen und männlichen Blüten untergebracht sind. Bei zweihäusigen Arten wie Mistel oder Wacholder sind beide Geschlechter auf verschiedene Individuen verteilt. Außer solchen wichtigen Angaben zum Aussehen oder Aufbau der Pflanzen erfahren Sie die Hauptblütezeit sowie die durchschnittliche Größe in Zentimetern (cm) oder Metern (m).

Lebendige Kulturdenkmäler

Pflanzen, die für den Menschen besonders nützlich sind, haben gewöhnlich ihre eigene Kulturgeschichte. Manche stammen aus anderen Verbreitungsgebieten, sind durch lange Züchtung zur Gartenpflanze geworden oder haben in der Vergangenheit auch ungewöhnliche und heute nicht mehr übliche Anwendungen erfahren, beispielsweise bei der Schädlingsbekämpfung oder als Liebes- und Zaubermittel. Oft sind sie Gegenstand von Mythen oder Legenden oder sie tragen seltsam anmutende

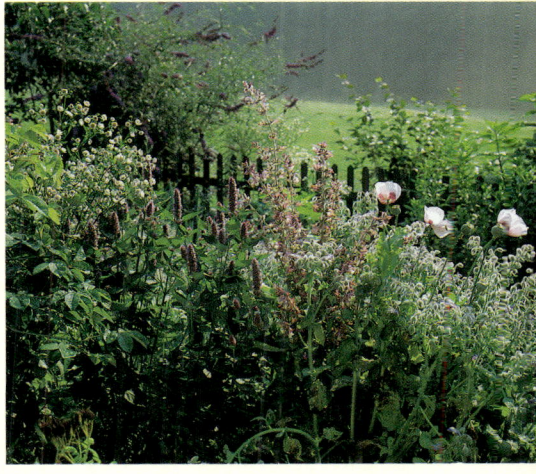

Kräuter wie Anis und Boretsch sehen im Garten nicht nur schön aus, sondern können auch bei Beschwerden helfen.

Namen. Zu jeder Art gibt es etwas Interessantes zu erzählen. Ganz oben auf der Seite finden Sie dazu jeweils erläuternde Hinweise. Das kann eine Namensdeutung sein, eine besondere Anpassung an den Lebensraum oder eine Auffälligkeit aus dem Erscheinungsbild der Blüten. Es ist fast so wie im richtigen Leben – gerade an ihren schönsten Seiten arbeiten manche Pflanzen ganz heftig mit Lug und Trug, wenn es darum geht, Interessenten mit schönem Schein anzulocken.

Kräuter richtig anwenden

Im Vordergrund der einzelnen Arttexte steht allerdings die praktische medizinische oder kulinarische Seite, die Anwendung einer Pflanzenart als Arzneimittel oder Würzkraut. Viele Heilpflanzen haben ihren festen Platz in der Hausapotheke ebenso wie im Küchenschrank. Basis dieser Spezialkarriere einzelner Pflanzenarten sind ihre jeweils besonderen Inhaltsstoffe.

Die meisten dieser Pflanzenstoffe greifen im tierischen wie im menschlichen Körper gezielt in natürliche Vorgänge ein, die es so in Pflanzen gar nicht gibt. Diese bemerkenswerten Wirkungen bedeuten zugleich Glück und Gefahr. Ein Glücksfall sind diese Substanzen, weil sie in der richtigen Menge zielgenau die Organfunktionen anregen. Dabei macht übrigens selten die einzelne Komponente, sondern meist das arttypische Inhaltsstoffgemisch in seiner Gesamtheit die besondere Wirkung aus. Zur ernsten Gefahr werden die Pflanzenstoffe allerdings, wenn sie bestimmte Körperfunktionen stark schädigen oder sogar völlig lahm legen – man nennt sie dann kurz und bündig Gifte.

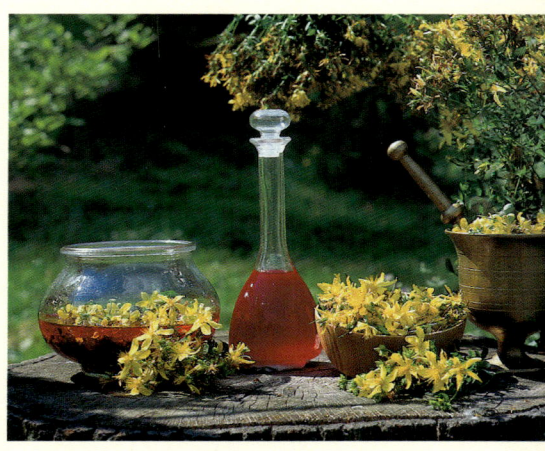

Aus Johanniskraut lässt sich gut ein Kräuteröl herstellen.

Auch Pflanzen mit stark giftigen Inhaltsstoffen haben ihre besondere arzneiliche Bedeutung, und oft sind sie – wie der Schlaf-Mohn – sogar unersetzlich. Andere Arten mit außerordentlich starken Wirkstoffen wie der Blaue Eisenhut sind zumindest in der homöopathischen Medizin im Einsatz. Der Eigengebrauch solcher Arzneipflanzen wäre unverantwortlich – für die Selbstmedikation sind sie daher grundsätzlich verboten. Erwähnt werden sie in diesem Buch dennoch.

Plantago maior.
Roter Wegrich.

Der Große Wegerich fand schon in alten Kräuterbüchern Eingang.

Ein wenig Kräutergeschichte

Aromatische, duftende, würzende und heilende Kräuter sind ein Dauerrenner der Kulturgeschichte. Wann der Mensch die besondere Wirkung von Kräutern entdeckte und zu nutzen begann, lässt sich nicht einmal auf das Jahrtausend genau angeben. Sicher ist nur, dass in allen Kulturhorizonten, aus denen überhaupt auswertbare Reste überliefert sind, auch Heil- und Würzpflanzen immer eine bedeutende Rolle spielten. Ein großer Teil von ihnen stammt – sicher nicht zufällig – aus dem Mittelmeerraum und damit aus dem Ursprungsgebiet der abendländischen Kultur. Manche Arten aus noch ferneren Regionen kamen durch die Araber zunächst in das Mittelmeergebiet und breiteten sich von hier aus.

Die wichtigsten frühmittelalterlichen Quellen entstammen dem Wirkungskreis des Benediktinerordens: Vor allem diese Mönche haben wesentlich zur Verbreitung der mediterranen Kräuter beigetragen. Auch die heilkundige Äbtissin Hildegard von Bingen (1098 – 1179) widmete den Kräutern besondere Aufmerksamkeit. Eine wichtige Phase bildet die Kräuterliteratur der frühen Neuzeit: Otho Brunfels (1485 – 1534), Hieronymus Bock (1498 – 1554), Leonhart Fuchs (1501 – 1577), Conrad Gesner (1516 – 1565) und Jakob Tabernaemontanus (1520 – 1590) verfassten bedeutende Kräuterbücher, die jeweils das Wissen ihrer Zeit zusammentrugen.

Von den klösterlichen Kräutergärten übernahmen die Bauern sowohl das Pflanzgut als auch die Kenntnisse zum Umgang mit den Kräutern. Über die bäuerlichen Gärten und wohl auch über die späteren Burg-, Pfarr- und Apothekergärten reicht die Tradition der wertvollen Pflanzen bis zu unseren heutigen Kräutergärten an Haus und Hof oder deren „Zweigstellen" auf Balkon und Fensterbrett.

Kräuterphantasien

Heil- und Würzkräuter taugen nicht nur für den Tee, sondern lassen sich in vielerlei anderer Verpackung wirksam anwenden. Bedenkenswerte Möglichkeiten sind

► Kräuteröl, das das Aroma in Speiseöl (Oliven- oder Sonnenblumenöl) für Kosmetik (Einreibeöle) oder Kräuterküche (Salatöl) konserviert.

► Kräuteressig mit Geschmacks- und Wirkstoffen in Speiseessig.

► Kräuterbutter mit untermischten frischen Kräutern.

► Kräutersalz, das aus zerkleinerten Kräutern in normalem Kochsalz als Konservierungsmittel besteht.

► Kräutersenf mit Würzkräutern, der zum aromatischen Scharfmacher wird.

► Kräutergelee aus Apfel-, Quitten- oder Traubengelee mit Kräutern zu Geflügel, Fisch oder Wild.

► Kräuterschnaps mit fünf Esslöffeln frischem oder getrocknetem Kraut auf 1 l klaren Branntwein (Korn oder auch weißer Rum).

► Kräuterlikör, ein Kräuterschnaps mit Zuckersirup.

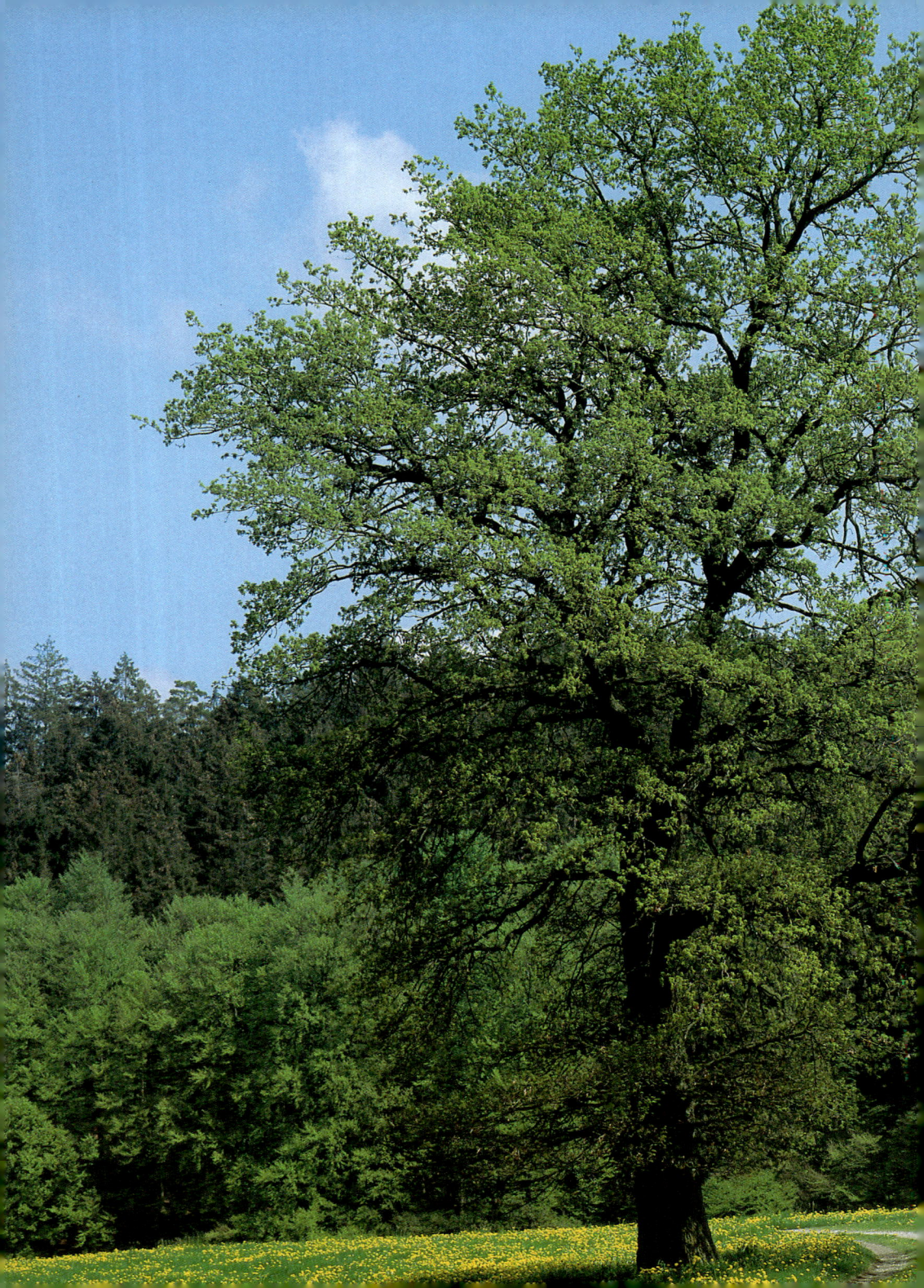

Heilkräuter für Haut und Haar

Für die feinfühlige Fassade – Bei der Aufzählung der fünf Sinne des Menschen bleibt die vielfältige Funktion der Haut oft unerwähnt. Zweifellos sind die Augen unsere wichtigste Hilfe beim räumlichen Zurechtfinden. Aber nur über die Zusammenarbeit mit der Haut entsteht ein brauchbarer Eindruck von der Umwelt – mit Feingefühl auf knapp zwei Quadratmetern Fläche. Die Haut ist somit ein unentbehrlicher Vermittler zwischen innen und außen. Mit besonderen Signalen wie Erröten oder Erblassen, Haarsträuben und Zittern geht hier allerhand Großflächenkommunikation ab. Andererseits gehören Aussehen und mögliche Veränderungen der Haut auch zu den Anzeichen mancher Allgemeinerkrankungen – ein wichtiger Teil unseres körperlichen Sendebetriebs. Mitunter geht es uns aber richtig an oder unter die Haut: Insekten stechen zu, ein spitzer Gegenstand ritzt seine Spur und ein Ausrutscher hinterlässt eine Schürfwunde. Für solche Attacken und vergleichbare Störungen im Bereich der Mundschleimhaut gibt uns die Natur probate Pflanzenkräfte an die Hand. Im ersten Kapitel lernen Sie einige interessante Arten kennen, die man für die „Fassadenpflege" genutzt hat oder noch einsetzt.

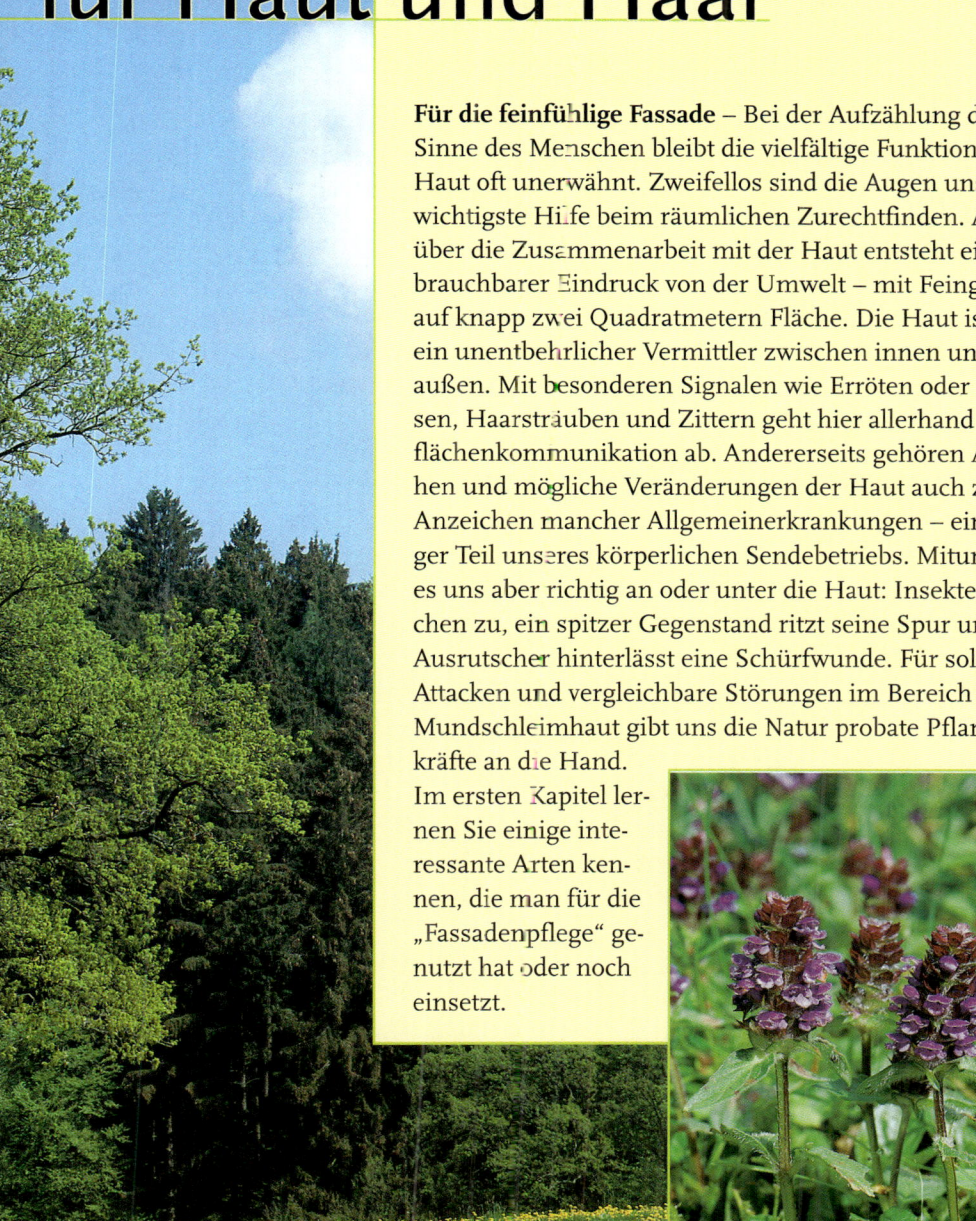

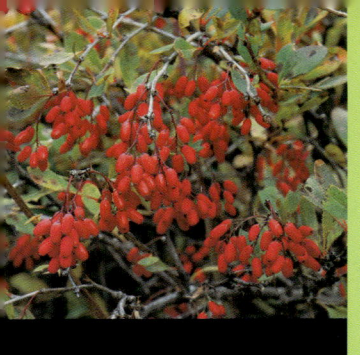

Ganz schön sauer

Die länglichen roten Beerenfrüchte schmecken betont sauer und vertreiben den Glanz aus den Augen – danach heißt dieser schmucke Strauch auch Sauerdorn. Wild- und anderen Fleischgerichten verleihen sie indessen eine recht interessante Geschmacksnote.

Berberitze
Berberis vulgaris

▸ Berberitzengewächse
▸ Mai bis Juni
▸ 1 – 3 m

Merkmale
Sommergrüner Strauch; Zweige kantig, mit Dornen; Blätter in Büscheln an Kurztrieben, gezähnt; Blüten hellgelb, in hängenden Trauben.
Giftig!

Nur relativ selten kann man in den Arzneipflanzen den Wirkstoff sehen: In der Wurzel- und Zweigrinde enthält die Berberitze leuchtend gelbe, giftige Alkaloide. Man verwendet sie fast nur noch in der Homöopathie bei verschiedenen Hauterkrankungen und rheumatischen Beschwerden, aber auch bei Nierenleiden oder Funktionsstörungen von Leber und Galle. Die vitaminreichen Früchte der **Berberitze** sind dagegen alkaloidfrei, enthalten aber sehr viel Äpfelsäure. Man kann daraus außer Marinaden – zusammen mit anderem Wildobst – auch Getränke, Kompotte oder Fruchtgelee zubereiten. Die Staubblattstiele in den Blüten sind reizbar. Wenn man sie berührt, klappen sie augenblicklich nach innen. Auf diese Weise pudern sie schlagartig den Blütenbestäuber mit Pollen ein. Zahlreiche verwandte Arten werden als Ziersträucher gepflanzt.

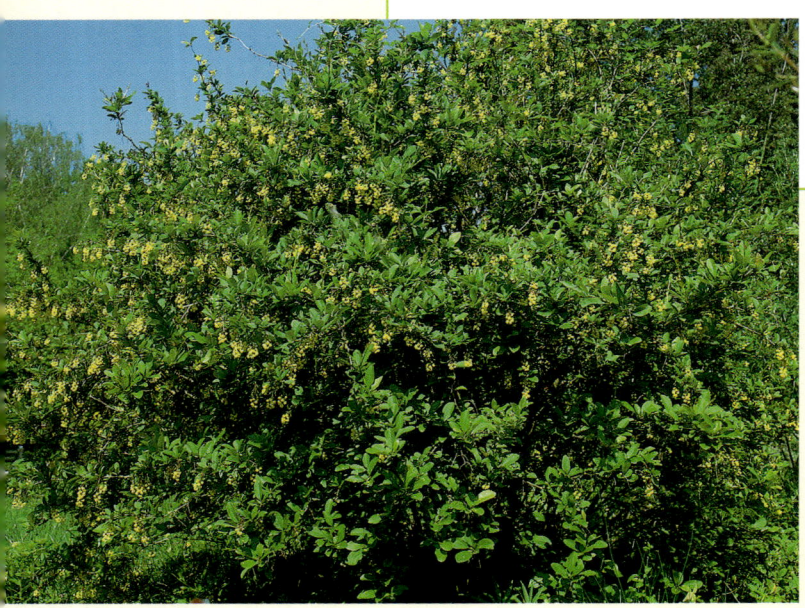

Die deutsche Eiche – ein Osteuropäer

Das natürliche Verbreitungsgebiet der knorrigen Stiel-Eiche weist weit in das kontinentale Europa hinein. Zum Germanensymbol und zur botanischen Beigabe von Siegerkränzen oder militärischen Dekorationen wurde sie erst im 19. Jahrhundert hochstilisiert.

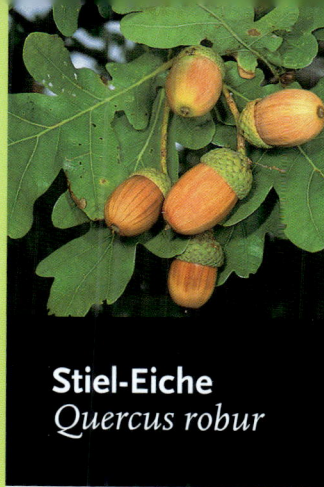

Neuerdings ziert die **Stiel-Eiche**, bekannter Waldbaum, forstlich kultiviert und in Parks häufig angepflanzt, auch die kupferfarbenen deutschen Eurocent-Münzen. Hier hat der Grafiker allerdings nicht gut aufgepasst, denn er hat ihre Früchte mit den Blättern der verwandten Trauben-Eiche kombiniert. Arzneilich verwendet man die Eichenrinde – sie enthält Gerbstoffe vom Catechin-Typ und ist eine der wirksamsten heimischen Gerbstoffdrogen. Wegen ihrer stark zusammenziehenden Wirkung empfiehlt sich zum Hausgebrauch nur die äußerliche Anwendung als Aufguss (zwei bis drei Teelöffel geschrotete Rinde/Tasse, 15 min lang aufkochen) in Kompressen und Umschlägen bei Frostbeulen, schlecht heilenden Wunden, Hautentzündungen und Ekzemen, aufgepinselt auch bei Zahnfleischentzündungen.

Stiel-Eiche
Quercus robur

▸ **Buchengewächse**
▸ **April bis Mai**
▸ **30 – 40 m**

Merkmale

Sommergrüner Laubbaum; der kräftige Stamm löst sich bereits am Kronenansatz in dicke Äste auf; Blätter kurz gestielt, unregelmäßig gebuchtet, am Stielansatz geöhrt; Früchte (Eicheln) auf langen Stielen.

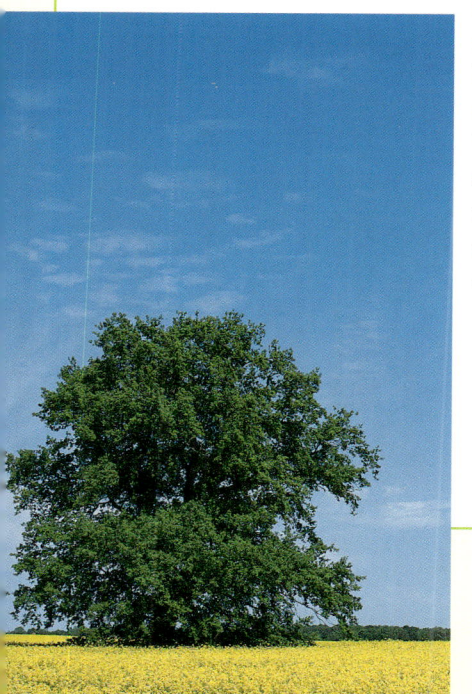

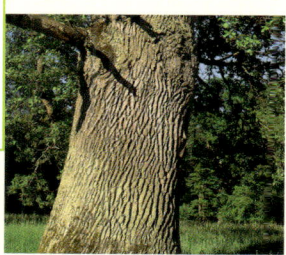

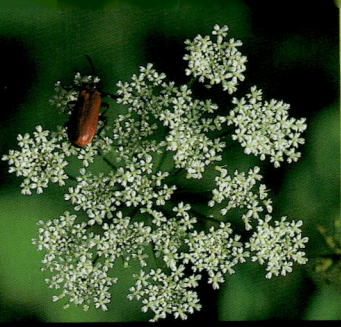

Gewöhnlicher Giersch
Aegopodium podagraria

- Doldenblütler
- Mai bis Juli
- 60 – 100 cm

Merkmale

Staude mit kantigem, verzweigtem Stängel; Blätter doppelt dreizählig gefiedert, Fiedern oval, gezähnt, bis 4 cm breit und 10 cm lang; Blüten weiß in flachen, zusammengesetzten Dolden ohne Hülle und Hüllchen.

Blätter wie ein Ziegenfuß

Beide aus dem Griechischen abgeleiteten Bestandteile des wissenschaftlichen Namens bedeuten Ziegen- oder Geißfuß. Mit Podagra bezeichnet man auch die von Gicht verformte große Zehe. In der bloßen äußeren Ähnlichkeit sah man früher einen klaren Hinweis auf das Heilgebiet der Pflanze.

Bereits im Mittelalter verwendete man die häufig an Waldrändern und bei Gebüschen oder entlang von Zäunen auf nährstoffreichen Böden wachsende Pflanze zur Heilung der Zehengicht. Mit dem frisch zerquetschten Kraut lassen sich Insektenstiche oder kleinere Hautverletzungen lindern. Außerdem verwendet man sie homöopathisch gegen rheumatische Beschwerden. Gärtner schätzen den schmucken **Giersch** dagegen weniger, denn einmal angesiedelt, ist er in den Beeten nur schwer zu bekämpfen. Allerdings kann man aus den jungen, noch vor der Blüte geernteten Blättern, Blattstielen und Stängeln ein sehr schmackhaftes Wildkrautgemüse zubereiten. Ältere Teile erinnern im Aroma leicht an Petersilie. Verwechslungsmöglichkeiten mit anderen, zum Teil giftigen Vertretern dieser Familie beachten!

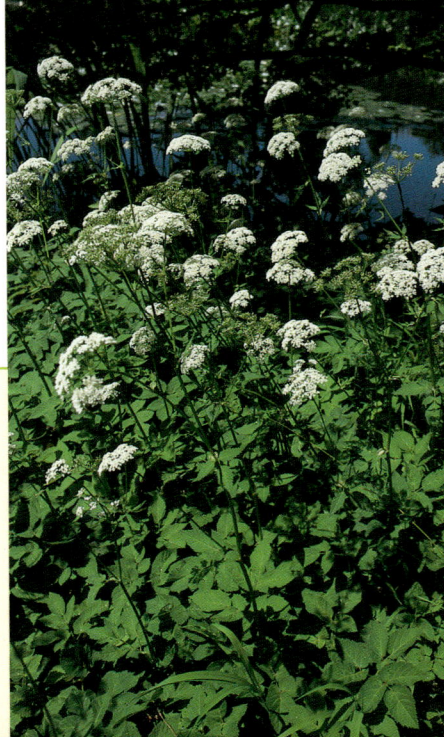

Anhänglicher Schattenspezialist

Auch in tiefschattigen Wäldern kann diese Art gedeihen. Sie ist ein zuverlässiger Humuszeiger. Ihre Früchte tragen Hakenstacheln und haften im Fell der Tiere – damit ist der Verbreitungserfolg der „Waldklette" garantiert.

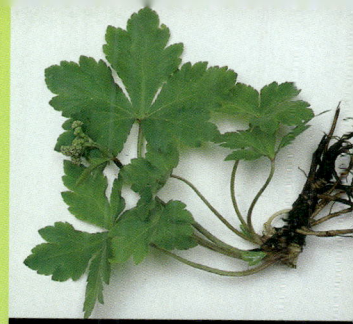

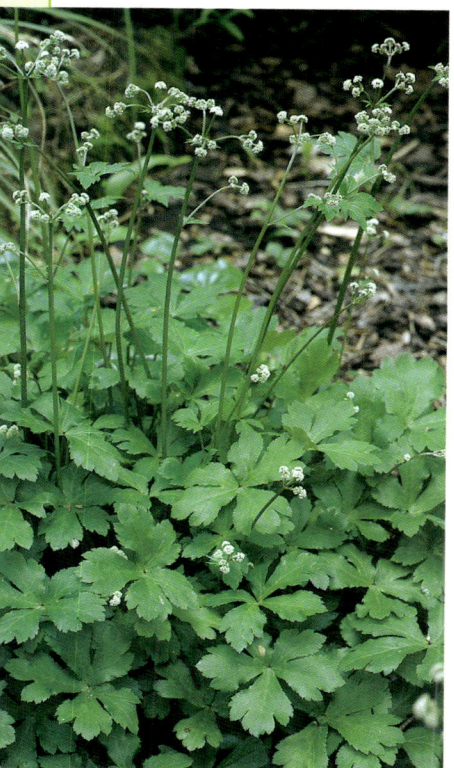

Keine andere heimische Heilpflanze trägt gleichsam ihre Berufsbezeichnung im Artnamen, denn **Sanikel** kommt vom lateinischen „sanare = heilen". Seit dem Altertum steht diese Art hoch im Kurs, denn sie galt lange Zeit als Universalheilmittel. „Ein so heylsam Kraut, dass es auch das Fleisch im Topf zusammen heftet, falls darbei gesotten", schwärmt ein Kräuterbuch des 16. Jahrhunderts und verweist damit auf die wundheilende Wirkung. Heute verwendet man sie allenfalls zum Gurgeln bei Entzündungen im Mund- und Rachenraum oder in Umschlägen und Waschungen bei Hautverletzungen und Quetschungen (ein bis zwei Esslöffel getrocknete Blätter in 1 l Wasser sieden) oder als Sanikeltee (ein Teelöffel/Tasse).

Wald-Sanikel
Sanicula europaea

▸ Doldenblütler
▸ Mai bis Juli
▸ 30 – 50 cm

Merkmale
Staude mit aufrechtem, wenig verzweigtem Stängel; in allen Teilen kahl; Grundblätter lang gestielt, im Umriss rundlich, immergrün; Blüten klein, in kopfigen Döldchen, Blüten weiß oder rosa.

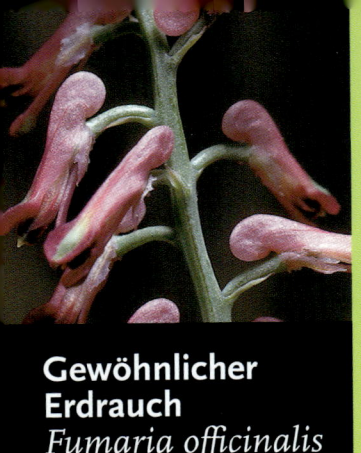

Begleiter seit der Jungsteinzeit

An dichte Rauchschwaden, die sich bodennah ausbreiten, soll die blaugrüne Pflanze erinnern, aber dazu müsste sie gerade massenhaft vorkommen. Selten ist sie auf Äckern und in Gärten allerdings tatsächlich nicht.

Gewöhnlicher Erdrauch
Fumaria officinalis

- Erdrauchgewächse
- April bis Oktober
- 10 – 30 cm

Merkmale

Einjähriges Kraut mit ästigem, dünnem, oft ausgebreitetem Stängel; Blätter wechselständig, doppelt gefiedert, kahl, beidseits bläulich grün; Blüten zu 20 bis 40 in Trauben.

Es lohnt sich, die ausgesprochen hübschen purpurroten Blüten mit dem grasgrünen Kiel auf dem Rücken mit der Lupe zu betrachten – wären sie bloß ein wenig größer, würden sie so manchen aufgedonnerten Gartenstar um Längen schlagen. **Erdrauch** enthält neben Flavonoiden, Schleim- und Bitterstoffen mehrere Alkaloide. Traditionell und in der modernen Phytomedizin verwendet man Zubereitungen bei Gallenbeschwerden und zur Behandlung von Schuppenflechte (Psoriasis) und Ekzemen. Häufig ist Erdrauchkraut auch in Teemischungen für die blutreinigende Frühjahrskur enthalten, zusammen mit Birke, Brennnessel, Löwenzahn, Stiefmütterchen und Melisse. Frische Erdrauchblätter eignen sich in kleineren Mengen als schmackhafte Zutat für einen Wildkrautsalat. In der Aussackung der Blüte befindet sich die Nektardrüse. Besucher müssen also gleichsam bis zum Anschlag durch, um die Vorräte auszubeuten.

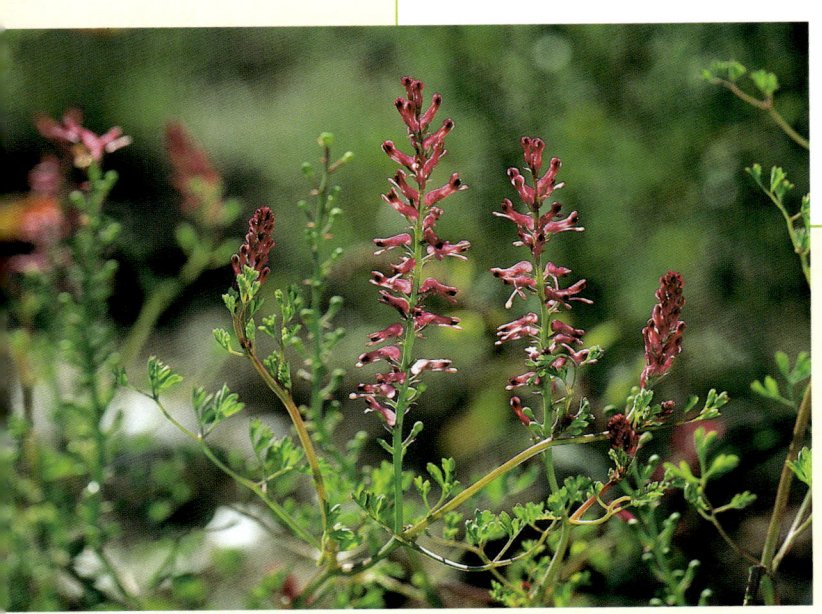

Ein Klassiker gerät in Verruf

Man darf und sollte nicht: Arnika ist selten geworden und steht überall unter Schutz. Außerdem weiß man heute, dass die Wirkstoffe starke Nebenwirkungen haben können. Sammeln fällt also aus.

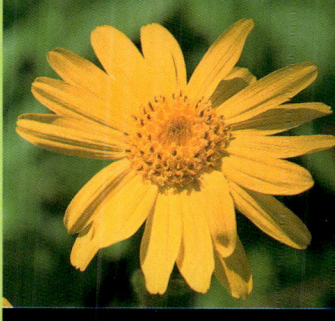

Traditionell verwendet man die getrockneten Blütenköpfe der **Arnika**, die Flavonoide und Bitterstoffe vom Sequilacton-Typ enthalten, in Tinkturen und anderen Fertigarzneien bei Quetschungen, Blutergüssen, Zerrungen, Hautentzündungen, Wunden und Venenerkrankungen. Immer häufiger wurden jedoch auch Allergien, Vergiftungen oder Schädigung von Nerven und Kreislauforganen beobachtet. Man hätte es auch schon früher wissen können: 1565 starb der von der Pflanze total begeisterte Schweizer Kräuterforscher und Arzt Konrad Gesner an einer Arnikavergiftung. Für die äußerliche Anwendung nimmt man heute die Ringelblume als vollwertigen Ersatz. Die in homöopathischen Fertigarzneien verwendete Arnika ist eine nordamerikanische Verwandte, die man leicht anbauen kann.

Arnika
Arnica montana

▸ **Korbblütler**
▸ **Juni bis August**
▸ **20 – 40 cm**

Merkmale
Staude; Blätter oval-lanzettlich, ganzrandig, in einer Rosette und mit ein bis drei Paaren gegenständig am aufrechten, meist unverzweigten Stängel; Blütenköpfe goldgelb, 5 – 8 cm breit. Geschützt!
Giftig!

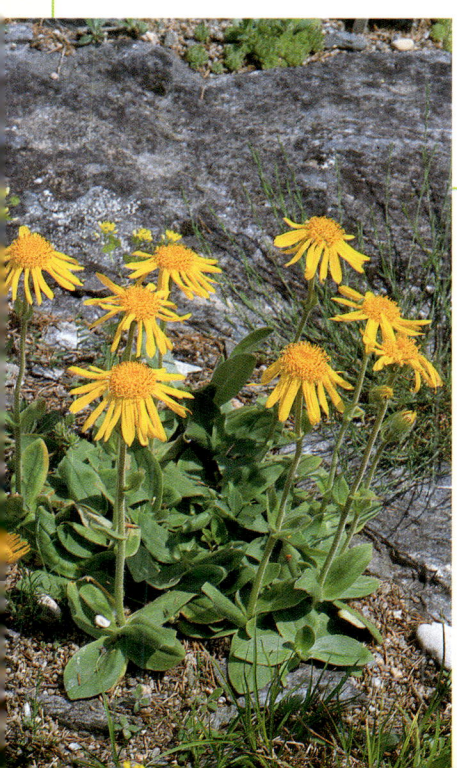

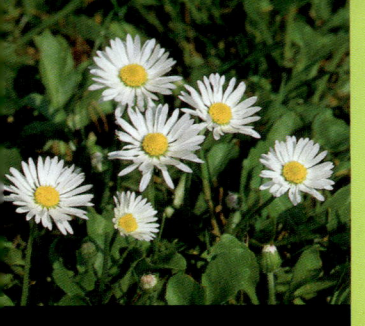

Gänseblümchen
Bellis perennis

▸ **Korbblütler**
▸ **Januar bis Dezember**
▸ **5 – 15 cm**

Merkmale
Staude mit kurzem Wurzel-
stock; Blätter spatelförmig,
alle in einer Rosette; Blütenköpfe hohl, einzeln endstän-
dig, außen oft rötlich oder
kräftig purpurn.

Bei Dunkelheit geschlossen
Haben Sie schon einmal spätabends den
Garten- oder Parkrasen mit der Taschen-
lampe abgeleuchtet? Auch Rasenpflanzen
betten sich zur Ruhe, falten die Blätter
zusammen und legen die Köpfe zur Seite.

Während die weißen, außen aber oft kräftig rötlichen
Blütenköpfe ihre flachen Zungenblüten bei Nässe und
Dunkelheit nach innen krümmen und die gelben Scheibenblüten verpacken, schauen sie tagsüber sogar der
Sonne nach: Wie eine Solarantenne folgen sie dem Son-
nenlauf. In wintermilden Gegenden blüht das **Gänseblümchen** rund ums Jahr – der wissenschaftliche
Artname bedeutet passenderweise „ganzjährig schön".
Einen Aufguss (ein Teelöffel zerkleinerte Blätter oder
Blütenköpfe/Tasse, 5 – 10 min ziehen lassen) nimmt
man bei Erkältungskrankheiten, Rheuma oder Beschwerden im Magen-Darm-Bereich. Dieser Tee empfiehlt sich auch äußerlich als Hausmittel gegen Hautausschläge und schlecht heilende Wunden. Junge Blätter
sind ein exzellentes Wildkrautgemüse sowie eine
schmackhafte Zutat zu Wildkrautsalaten. Bei den gefüllten Gartenformen,
die auch Maßlieb-
chen oder Tausend-
schön genannt wer-
den, sind die rand-
lichen Zungenblüten
stark vermehrt.

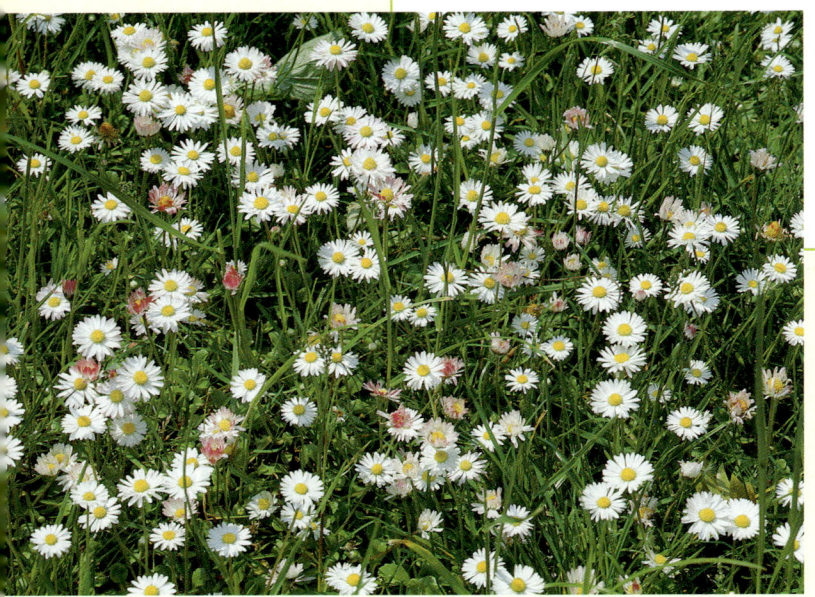

Hohler Kopf mit viel Substanz

In der heimischen Flora gibt es mehrere verwandte Arten. Nur bei diesem Heilpflanzenklassiker ist der kegelige Körbchenboden hohl und duftet beim Zerreiben angenehm – nach Kamille. Die wertvollen Inhaltsstoffe sind jedoch duftlos.

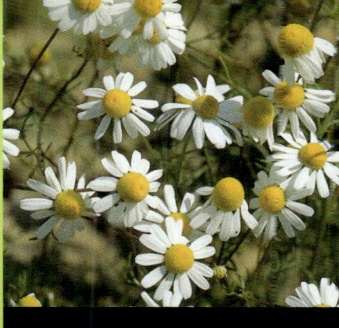

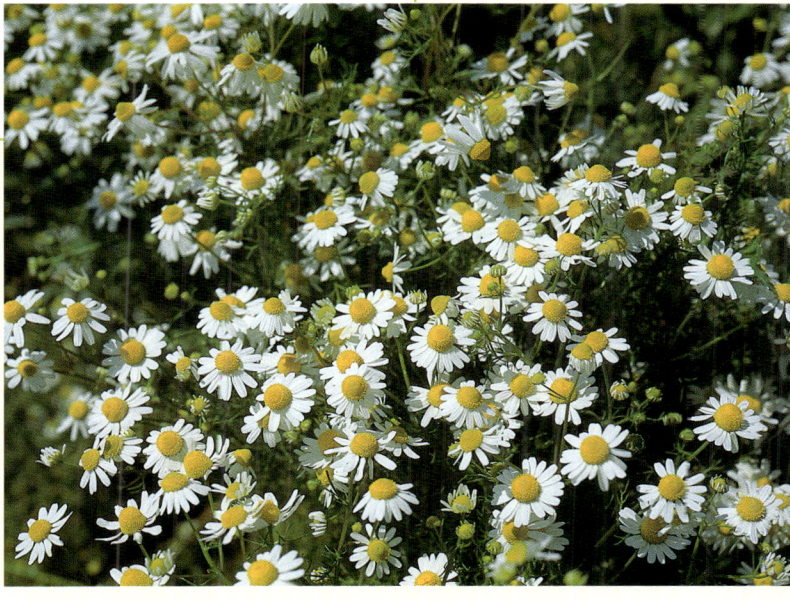

Auf Getreideäckern, an Schuttstellen und Wegrändern, vor allem auf kalkfreiem Lehmboden, ist diese hoch geschätzte Heilpflanze in ganz Europa fast überall häufig. Ihre Heimat ist das Mittelmeergebiet. Mit dem Vordringen der Feldwirtschaft in der Jungsteinzeit gelangte die **Echte Kamille** als Beikraut auch nach Mitteleuropa. Das ätherische Öl aus den Blütenköpfen enthält den Wirkstoff Chamazulen. Den klassischen Kamillentee (Aufguss: zwei Teelöffel getrocknete Blütenköpfe/Tasse, etwa 5 min ziehen lassen) nimmt man äußerlich zur Behandlung kleiner Hautverletzungen oder Verbrennungen, innerlich als krampflösendes, entzündungswidriges Mittel gegen Beschwerden im Magen-Darm-Bereich oder zum Gurgeln bei Zahnfleischentzündungen. Andere bekannte Anwendungen sind Kräuterkompressen und Badezusätze.

Echte Kamille
Matricaria recutita

- Korbblütler
- Mai bis August
- 20 – 50 cm

Merkmale

Einjähriges Kraut mit aufrechtem, verzweigtem, kahlem Stängel; Blütenköpfe außen mit weißen zurückgeschlagenen Zungen-, innen mit leuchtend gelben Scheibenblüten.

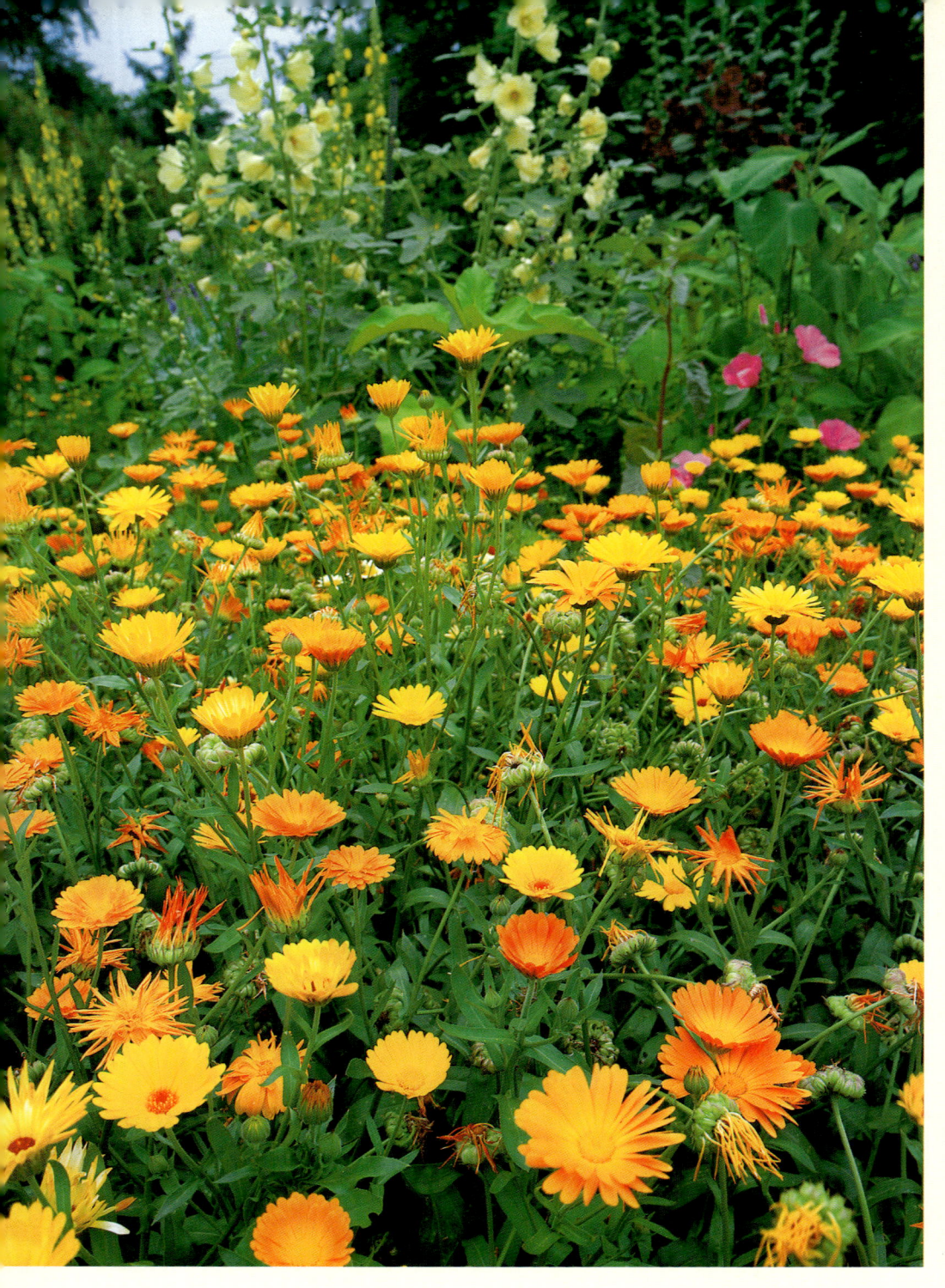

Strahlend schön wie ein Sonnentag

Ringelblumen, der Farbakkord jedes Sommerblumenbeetes, stammen aus dem Mittelmeergebiet. Obwohl sie in Gärten häufig gezogen werden, verwildern sie nur unbeständig – nördlich der Alpen sind ihnen die Winter einfach zu kalt.

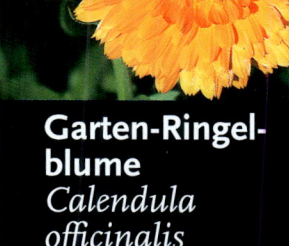

Eher erträgt bei uns die verwandte Acker-Ringelblume (*Calendula arvensis*) den Winter. Außer Farbe enthalten die bei manchen Gartenformen auch gefüllten Blütenköpfe eine ganze Anzahl von Substanzen, darunter Saponine, Flavonoide und einen Bitterstoff. Während man die **Ringelblume** früher auch innerlich anwendete, beschränkt sich ihr Einsatz heute auf Hautverletzungen, Geschwüre, Quetschungen, Blutergüsse und andere Äußerlichkeiten. In diesen Anwendungsgebieten ersetzt sie die giftige Arnika vollwertig. Die Ringelblume ist Bestandteil vieler Fertigarzneien und wird meist als Salbe aufgetragen. Diese kann man auch selbst herstellen: 150 g getrocknete Blütenköpfe und 500 g Schmalz erhitzen, abkühlen lassen, nach drei Tagen erneut erhitzen und heiß über ein Tuch abfiltrieren. Der Name der Art rührt vermutlich von den eigenartig eingerollten Früchten her, die auch noch mit Haken und Zähnen besetzt sind.

Garten-Ringel-blume
Calendula officinalis

▸ Korbblütler
▸ Juni bis November
▸ 30 – 50 cm

Merkmale

Einjähriges Kraut mit aufrechtem, wenig verzweigtem, behaartem Stängel; Blätter sitzend, spatelig, ganzrandig, beidseits fein behaart; Blütenköpfe bis 5 cm breit.

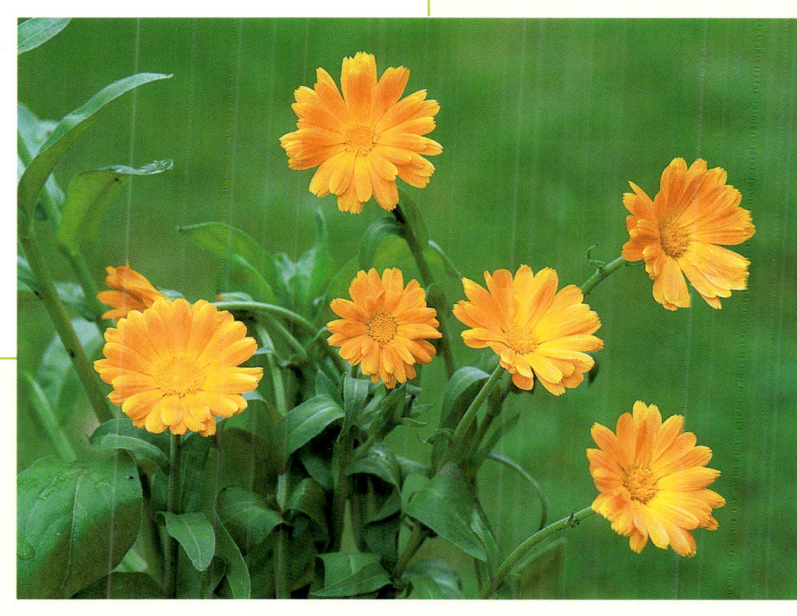

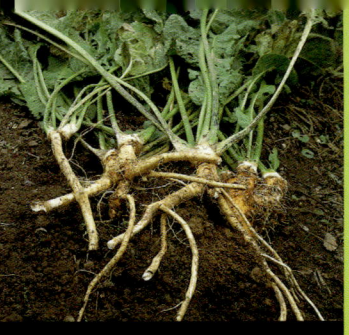

Meerrettich
Armoracia rusticana

- Kreuzblütler
- Mai bis Juli
- 70 – 100 cm

Merkmale

Kräftige Staude mit verdickter Wurzel; Blätter groß, lang gestielt, ungeteilt, leicht gewellt, kahl; Blüten reinweiß, zahlreich in endständigen Doppeltrauben.

Zu Tränen gerührt

Die frisch angeschnittene Gemüsezwiebel verströmt ein recht wirksames Tränengas. Darin steht ihr die Meerrettichwurzel kaum nach. Der erfolgreichen Küchenkarriere der Pflanze sind solche Gasattacken aber kaum abträglich gewesen.

Die Pflanze stammt aus Südosteuropa und Westasien. In Mitteleuropa ist sie meist ein verwilderter Gartenflüchtling. Ihr aus dem Bretonischen „ar mor = am Meer" abgeleiteter Gattungsname verweist auf ihre ursprünglich küstennahen Standorte. Die betont scharf schmeckenden Senföle werden aus Gykosiden freigesetzt, wenn man beim Anschneiden das dicke Wurzelgewebe verletzt. Die geriebene Wurzel vom **Meerrettich** fördert die Verdauung. Man nimmt sie – mit Weinessig oder Zitronensaft beträufelt – zu Fleisch oder in Saucen. Außerdem empfiehlt die Volksmedizin die Pflanze bei Harnwegsinfektionen und Katarrhen. Äußerlich verwendet man die geriebene Wurzel gegen Insektenstiche und infizierte Wunden – wegen der haut- und schleimhautreizenden Wirkung aber nur in Maßen.

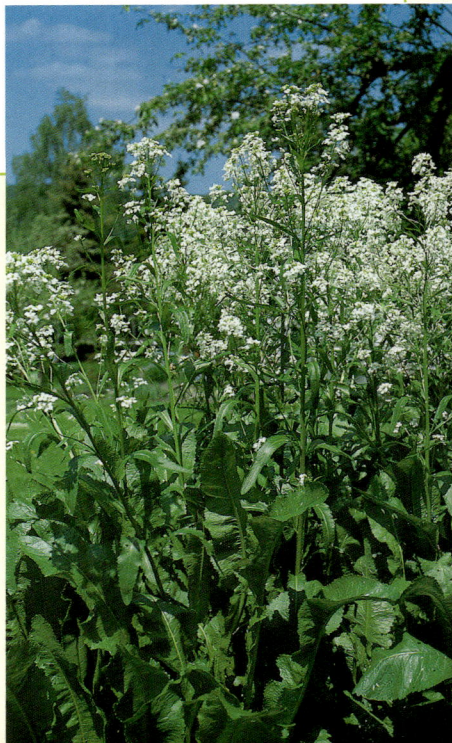

Schick in Schale geworfen

Die nette Blütenfarbe allein genügt mitunter nicht. Diese unscheinbare Rasenpflanze trägt zusätzlich auf: Auch die beneidenswert lang bewimperten Tragblätter der dicht gedrängt stehenden Blütenquirle sind kräftig bräunlich violett ausgefärbt.

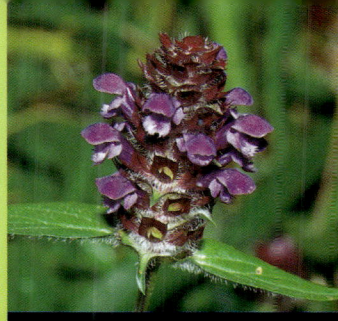

Gewöhnliche Braunelle
Prunella vulgaris

▸ **Lippenblütler**

▸ **Juni bis September**

▸ **5 – 25 cm**

Merkmale

Staude mit aufrechtem oder aufsteigendem, unverzweigtem Stängel und mit meist oberirdischen Ausläufern; Blätter oval, ganzrandig oder wenig gekerbt.

Die längst als etwas naiv und überholt geltende Signaturenlehre nahm die bräunliche Färbung der Tragblätter als Hinweis darauf, dass man die Pflanze gegen Hautflecken verwenden soll. Tatsächlich enthält das Kraut der **Braunelle**, die auf lehmigen Böden von Wiesen, Parkrasen und Waldlichtungen häufig ist, außer Bitter- auch noch Gerbstoffe, die man volksmedizinisch bei Beschwerden der Verdauungsorgane anwendet. Äußerlich wird ein Aufguss (ein bis zwei Teelöffel zerkleinertes Kraut/Tasse, 5 min ziehen lassen) zur Wundheilung, zum Gurgeln oder zur Spülung bei Augenentzündungen verwendet. Die Homöopathie nutzt die Heilwirkung bei ähnlichen Anzeigen. Zur Reifezeit öffnen sich die Kelche nur bei feuchtem Wetter. Die dann ziemlich klebrigen Teilfrüchte heften sich Weidetieren buchstäblich an die Fersen und werden so erfolgreich verbreitet. Das garantiert ihr auch den Erfolg in Garten- und Parkrasen.

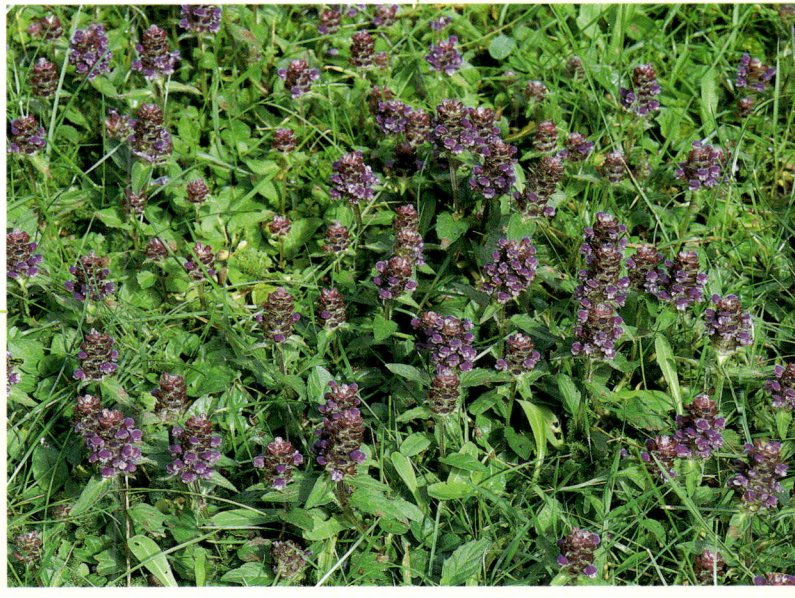

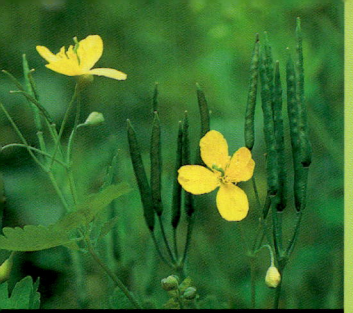

Schöllkraut
Chelidonium majus

- ▸ Mohngewächse
- ▸ Mai bis September
- ▸ 30 – 80 cm

Merkmale
Staude mit aufrechtem, abstehend behaartem Stängel; Blätter wechselständig, fiederspaltig bis gefiedert, unterseits bläulich grün; alle Teile mit goldgelbem Milchsaft.

Ein Geschenk des Himmels
Die mittelalterlichen Alchimisten verstanden den schon aus der Antike übernommenen wissenschaftlichen Namen als „coeli donum", als Himmelsgeschenk. Dennoch versuchten sie vergeblich, den goldgelben Milchsaft der Pflanze in blankes Edelmetall zu verwandeln.

Auf stickstoffsalzreichen Böden an Mauern, Zäunen, Abfallstellen und Gebüschen ist das hübsch anzusehende **Schöllkraut** recht häufig und gilt daher als Stickstoffzeigerpflanze. Der gelbe Milchsaft enthält verschiedene Alkaloide. Man nutzt sie heute nur in Fertigarzneien und in der Homöopathie. Volkstümlich bekannt ist die (angebliche) Wirkung gegen Warzen. Unsachgemäßer Gebrauch ruft starke Reizungen der Schleimhäute hervor. Empfindliche Personen reagieren auch auf den äußeren Kontakt. Für die Selbstmedikation ist die Pflanze daher nicht geeignet. Ein Geschenk des Himmels ist sie dagegen für Ameisen – sie verzehren die fettreichen Anhängsel der schwarzen, glänzenden Samen und tragen so zur Ausbreitung der Pflanze bei. Da sie praktisch während des ganzen Sommers blüht, eignet sie sich für den Staudengarten, zumal sie auch schattige Standorte erträgt.

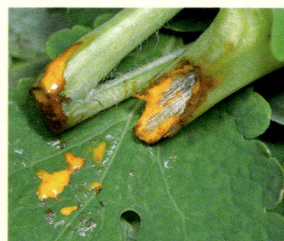

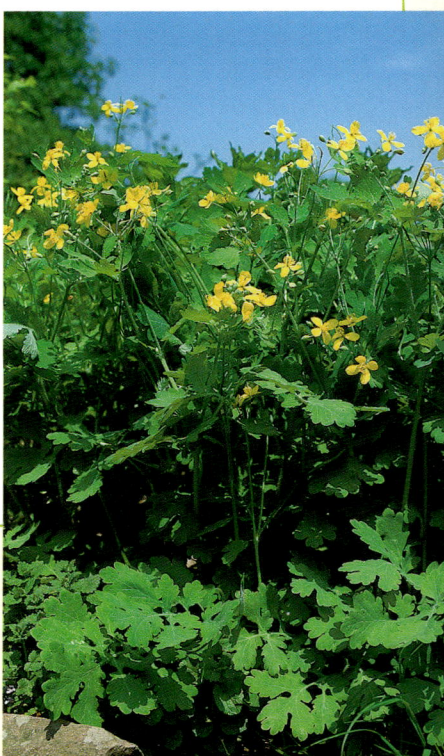

Der Name ist nur teils Programm

Der kräuterkundige Hieronymus Bock, Pfarrer und Lehrer in der Pfalz, berichtet 1539, dass „etlich Klosterleuth ihre Kappen und Geräte mit dem Gewächs säubern und waschen. Sparen hiermit Seife und Alaun". Offenbar war die Art auch damals als Waschmittel nur zweite Wahl.

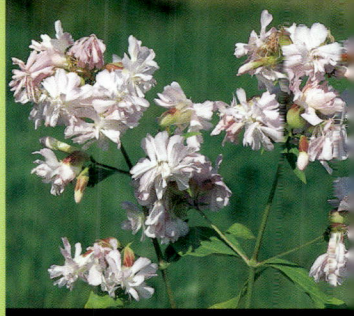

Echtes Seifenkraut
Saponaria officinalis

- Nelkengewächse
- Juni bis September
- 30 – 80 cm

Merkmale
Staude mit unverzweigtem Stängel und unterirdischen Ausläufern; Blätter gegenständig; Blüten bis 3 cm breit, Blütenblätter weißlich oder rosa, in dichten Büscheln.

Vor allem der kräftige, stark verzweigte Wurzelstock, den man auch Seifenwurzel nennt, enthält die oberflächenaktiven Saponine (vom lateinischen „sapo = Seife"), mit denen man tatsächlich ein wenig Schaum schlagen kann. Dennoch hält sich die Reinigungskraft deutlich in Grenzen. Darauf lassen auch alte Volksnamen wie Katzen- oder Zigeunerseife schließen. Das auf mäßig trockenen Lockerböden, an Wegen, Dämmen und Flussufern weit verbreitete **Seifenkraut** ist ausgesprochen dekorativ und eignet sich auch für den Garten. Als Heilkraut verwendet es heute nur noch die Homöopathie als schleimlösendes Mittel bei Erkältungen sowie bei Depressionen. Den in der engen Blütenröhre verborgenen Nektar können nur langrüsslige Insekten wie Bienen und Schmetterlinge ausbeuten.

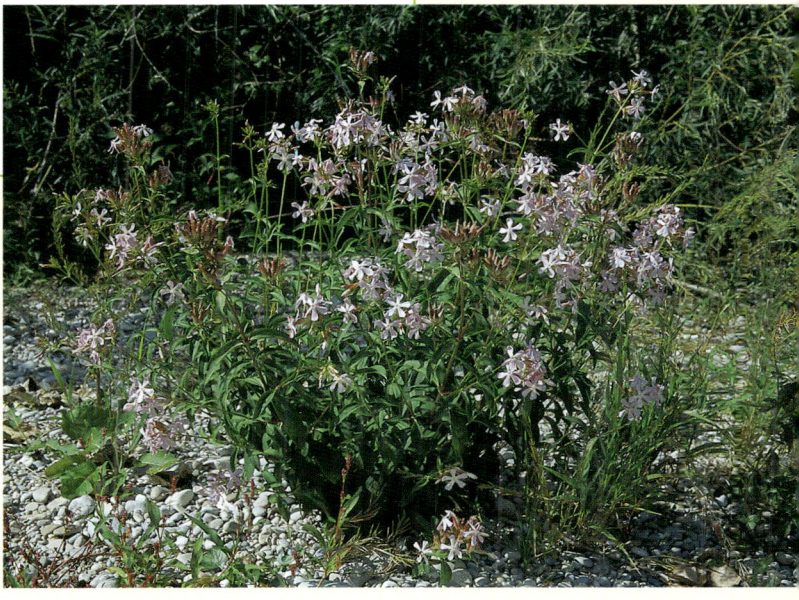

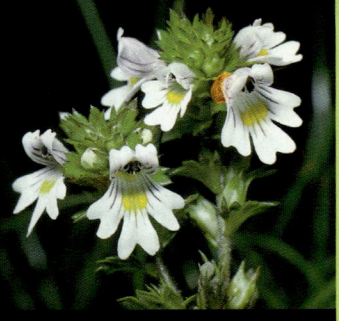

Großblütiger Augentrost
Euphrasia officinalis ssp. *rostkoviana*

- Braunwurzgewächse
- Juni bis September
- 5 – 30 cm

Merkmale

Einjähriges Kraut mit aufrechtem, reich verzweigtem, flaumig behaartem Stängel; Blätter gegenständig, gezähnt, spitz; Blüten einzeln in den Blattachseln, bis 1,2 cm lang.

Blüte mit Leitplanken

Der kräftig gelbe Fleck und die dunklen, zur Mitte weisenden Streifen auf den Blütenzipfeln sind ein wichtiges Signal für anfliegende Bestäuberinsekten. Sie finden dadurch rascher und zielgenauer den Eingang zur engen Blütenröhre, in deren Tiefe der gesuchte Nektar wartet.

Magerwiesen und -weiden besonders im Bergland sind der bevorzugte Standort der Pflanze, während sie nördlich des Mittelgebirgsgürtels eher selten auftritt. Die traditionelle Anwendung geht wohl auf das Aussehen der Blüte zurück: Den kräftig gelben Augenfleck, durch feine dunklere Striche zusätzlich „bewimpert", verstand man früher als direkten Hinweis für die Anwendung von **Augentrost** bei Augenleiden. Obwohl das Erscheinungsbild der Blüte eine klare Adresse an die Bestäuber ist, ließ sich die Heilwirkung bestätigen. Bei Bindehaut- und Lidrandentzündungen nimmt man für die innere oder äußere Anwendung einen Aufguss (ein bis zwei Teelöffel zerkleinertes Kraut/Tasse, 2 min ziehen lassen). Augentrost ist übrigens ein Halbschmarotzer: Mit besonderen Saugwurzeln zapft er die Wurzeln anderer Wiesenpflanzen an.

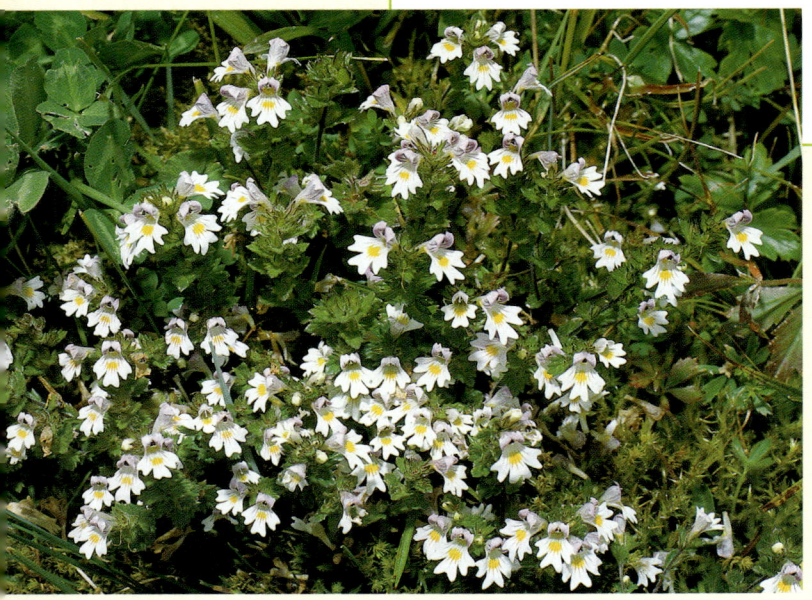

Eine Wohltat für die Gebeine

Symphyse nennt man die eine oder andere Knochenfuge im Skelett, beispielsweise im Beckengürtel. Der wissenschaftlich *Symphytum* genannte Beinwell ist demnach eine Pflanze, die geschundene Knochen wieder zusammenfügt.

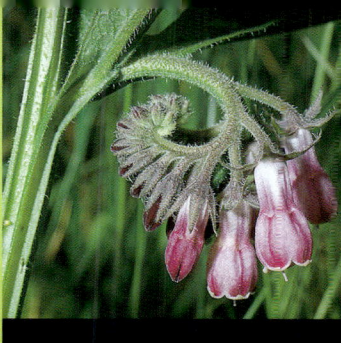

Der Name hält, was er verspricht: Schon im Altertum nutzte man die zahlreichen Inhaltsstoffe der Wurzelorgane bei Knochenbrüchen, Knochenhautentzündungen, Prellungen, Zerrungen, Blutergüssen oder Quetschungen und legte dazu Kaltauszüge als Paste oder in Umschlägen auf. Da auch im **Arznei-Beinwell** bestimmte Alkaloide gefunden wurden, die für die Leber bedenklich sind, sollte man von einer Selbstmedikation absehen. Arzneilich werden Fertigpräparate wie Salben heute nur bei unverletzter Haut und nicht mehr innerlich angewendet. Beinwellblüten, die in vielen Nuancen zwischen cremeweiß und kräftig violettblau auftreten, sind nur auf Hummeln mit langen Saugrüsseln eingerichtet. Kurzrüsslige Arten beißen die Blüten seitlich auf und klauen den Nektar ohne geleistete Bestäubungshilfe. Die Spuren der Einbrecher sind klar zu erkennen – die Bissspuren verfärben sich an ihren Rändern rostbraun.

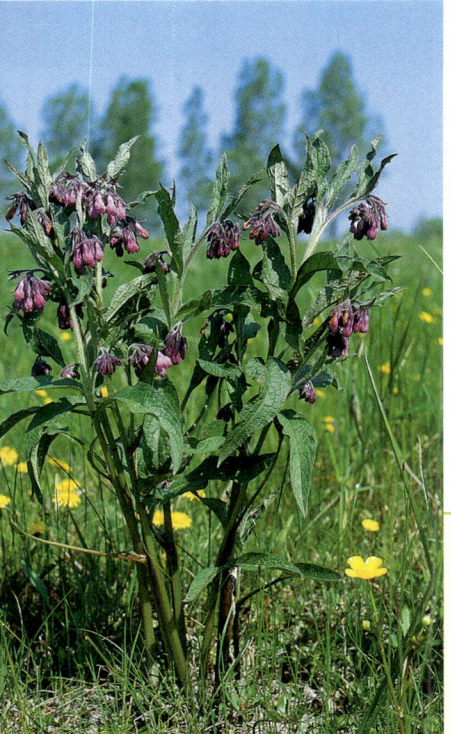

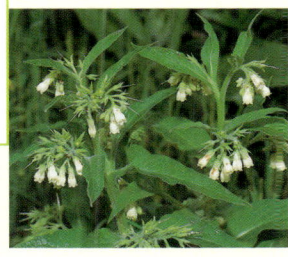

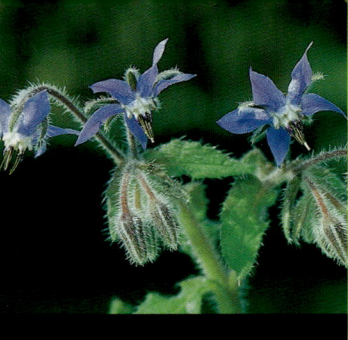

Das namensgebende Familienmerkmal der Raublattgewächse ist die dichte und bei manchen Arten tatsächlich borstige Behaarung fast aller Organe, die sich der tastenden Fingerkuppe fallweise als feiner Filzbelag mitteilt, sich aber auch griffig wie ein Reibeisen anfühlen kann.

Boretsch
Borago officinalis

- ▸ Raublattgewächse
- ▸ Mai bis September
- ▸ 30 – 60 cm

Merkmale

Einjähriges Kraut mit aufrechtem, ästigem Stängel; Blätter sitzen oder umfassen den Stängel, steif behaart, ganzrandig; Blüten himmelblau, selten auch ganz weiß.

Der **Boretsch**, manchmal auch Borretsch geschrieben, stammt aus dem Mittelmeergebiet, wird aber schon seit langem in Gärten kultiviert und verwildert gelegentlich. Er enthält u. a. Schleim- und Gerbstoffe sowie Saponine, die entzündungshemmend sowie mild harn- und schweißtreibend wirken. Den Aufguss (zwei Teelöffel zerkleinertes Kraut/Tasse, 10 min ziehen lassen) verwendet man neuerdings in Fertigarzneien gegen Neurodermitis, ferner bei Venenerkrankungen, rheumatischen Beschwerden, zur Blutreinigung und gegen Halserkrankungen, in der Homöopathie auch gegen Depressionen. Vom Boretsch schätzt man in der Kräuterküche das feine, an Gurken erinnernde Aroma. Frisch oder tiefgefroren – beim Trocknen gehen die Aromaqualitäten verloren – verwendet man ihn zu Salat, Kohl-, Erbsen- und Linsengerichten oder Omelette und anderen Eierspeisen.

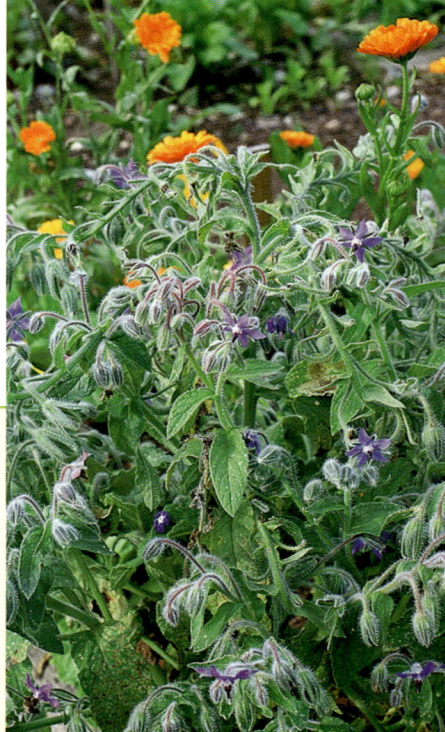

Blüte nach dem goldenen Schnitt

Ganz aus der Nähe betrachtet, überzeugt die hübsche Blüte durch besonders ausgewogene Proportionen. Kein Wunder – die Verbindungslinien der Blüten- bzw. Kelchblattspitzen überlagern sich nämlich nach den klassischen Regeln des goldenen Schnitts.

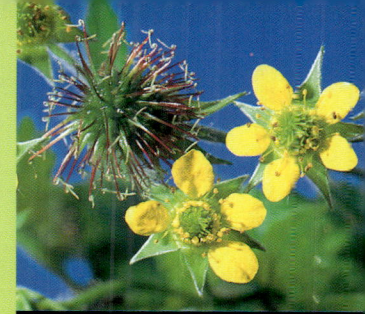

Gräbt man den kräftigen Wurzelstock aus, wird man sofort an Weihnachtsmarkt und Glühweinbude erinnert – tatsächlich enthält er mit der Nelkenöl-Komponente Eugenol den gleichen Inhaltsstoff wie der Gewürznelkenbaum, der ebenfalls zum Aromatisieren mancher Klosterliköre dient. Außerdem finden sich Gerb- und Bitterstoffe. Einen Auszug aus dem getrockneten und zerkleinerten Wurzelstock der **Nelkenwurz** (ein Teelöffel/Tasse, 15 min heiß ziehen lassen oder als Kaltauszug mehrere Stunden) nimmt man zum Gurgeln bei Entzündungen des Zahnfleisches oder der Mundschleimhaut, ferner bei Hautabschürfungen und Frostbeulen. Vergleichbar sind die Heilanzeigen in der Homöopathie. Die im Frühjahr gesammelten jungen Blätter lassen sich in der Wildkrautküche als schmackhafte Salatzutat verwenden.

Echte Nelkenwurz
Geum urbanum

- Rosengewächse
- Mai bis Oktober
- 50 – 100 cm

Merkmale

Staude mit wenig verzweigtem, aufrechtem, behaartem Stängel; Grundblätter lang gestielt, unpaarig gefiedert mit großer Endfieder, Stängelblätter dreizählig oder einfach.

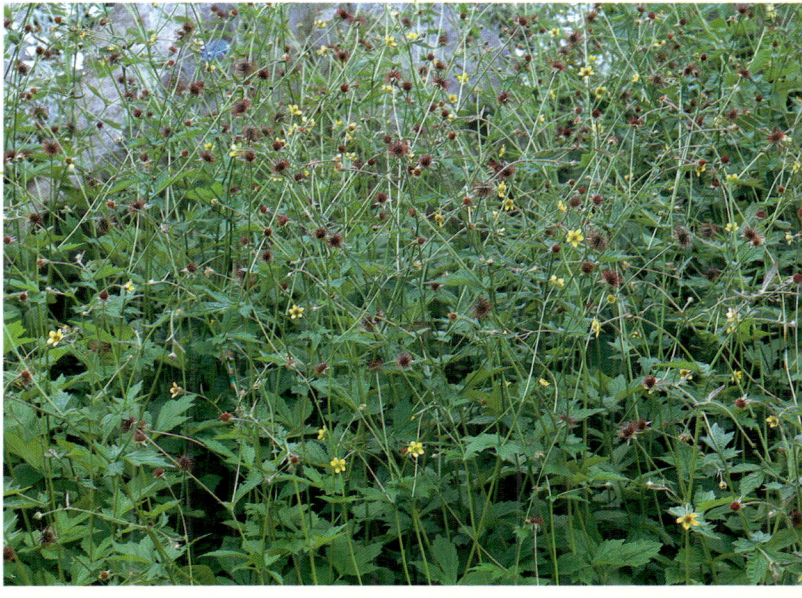

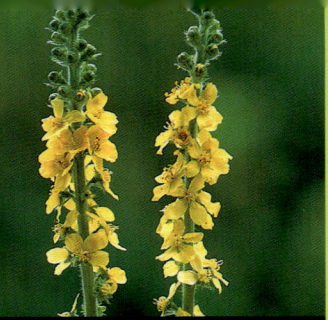

Gewöhnlicher Odermennig
Agrimonia eupatoria

- Rosengewächse
- Mai bis Juni
- 40 – 100 cm

Merkmale

Staude mit aufrechtem, meist unverzweigtem, rauhaarigem Stängel; Blätter wechselständig, ungleich unpaarig gefiedert; Fiedern grob gezähnt; Blüten in langen Trauben.

Zur Reifezeit besonders anhänglich

Der grasgrüne und anfangs hübsch längsstreifige Kelch steift bei der Fruchtreife seine Haare borstig aus. Deren gekrümmte Spitzen wirken wie Häkelnadeln und rasten überall ein, wo sie Halt finden – im Fell ebenso wie in der Kleidung.

Agrimonia ist ein aus der Antike übernommener Name unklarer Bedeutung, Odermennig dessen seit dem Mittelalter erfolgende Verschleifung. Die kleinen goldgelben Blüten, die man früher als Färbemittel nutzte, bleiben etwa drei Tage lang geöffnet und entfalten sich als Blühwelle von unten nach oben. **Odermennig** führt in allen Teilen Gerbstoffe und weitere Inhaltsstoffe. Deren zusammenziehende Wirkung setzt man bei Entzündungen der Haut oder als Gurgelmittel ein, vor allem bei stark strapazierten Stimmbändern, meistens als Aufguss (ein bis zwei Teelöffel getrocknetes Kraut/Tasse, 10 – 15 min ziehen lassen). Die Pflanze, die in Trockengebüschen, an Feldrainen und in Magerwiesen vor allem auf kalkhaltigen Böden häufig ist, nutzt man auch in Fertigarzneien gegen Durchfallerkrankungen und Gallenbeschwerden.

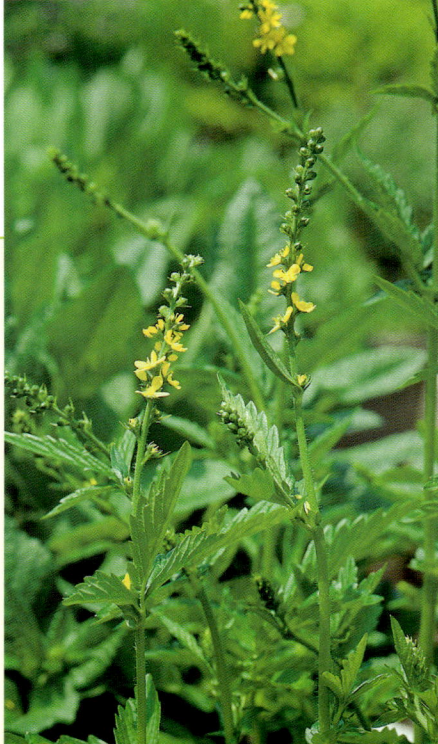

Blütenblätter ärgern sich blau

Die beiden oberen, kleinen Blütenblätter sollen die zur Seite gedrängten Stieftöchter der üppigen Mutter darstellen, die ihre beiden leiblichen Töchter exakt in der Mitte platziert. Obwohl die Stieftöchter damit eine Spitzenposition haben, ärgern sie sich manchmal blau.

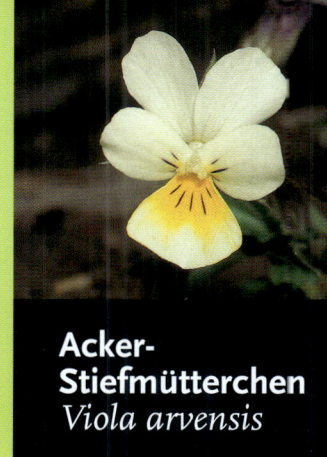

Acker-Stiefmütterchen
Viola arvensis

Beim **Acker-Stiefmütterchen** sind die Blütenblätter meist bis auf den kräftigen Farbklecks in der Mitte einheitlich hellgelb. Gelegentlich sind aber die beiden oberen leicht bläulich. Dann ist die Unterscheidung vom Wilden Stiefmütterchen (*Viola tricolor*) mit regelmäßig dreifarbigen Blüten schwierig. In den Heilanzeigen sind beide Arten jedoch gleichwertig. Das getrocknete Kraut der Stiefmütterchen verwendet man innerlich und äußerlich bei Hauterkrankungen wie Akne oder Milchschorf, in der Volksmedizin ebenso wie in der Homöopathie. Weitere Anwendungsgebiete sind Erkrankungen der Atemwege und rheumatische Beschwerden. Bei Veilchen und Stiefmütterchen befindet sich der Nektar im langen Sporn auf der Blütenrückseite. Damit Insekten den Eingang dazu finden, bringt sie das Blütenblattmuster auf den richtigen Kurs.

▸ Veilchengewächse
▸ Mai bis November
▸ 5 – 20 cm

Merkmale

Einjähriges Kraut mit verzweigtem, kahlem oder wenig behaartem Stängel; Blätter oval bis spatelig, Nebenblätter mit schmaler Endfieder; Blüten 1 – 1,5 cm groß, hellgelb.

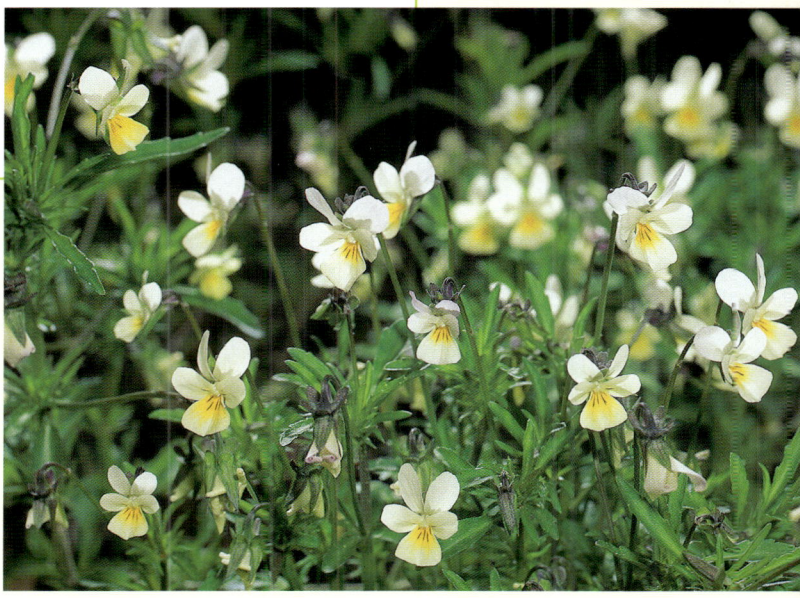

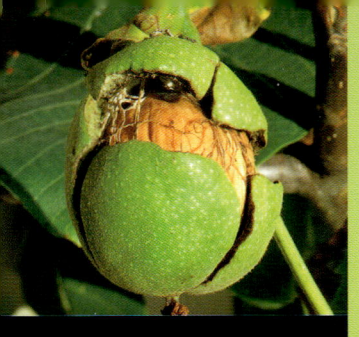

Echte Walnuss
Juglans regia

▸ Walnussgewächse
▸ April bis Mai
▸ 15 – 25 m

Merkmale

Sommergrüner Baum mit breiter Krone; Rinde anfangs glatt und grau, später tiefrissig gefurcht; Blätter wechselständig, unpaarig gefiedert, etwas ledrig, 20 – 40 cm lang.

Der Nussknacker öffnet eine Steinfrucht

Dieser Nussbaum trägt tatsächlich keine Nüsse. Die hellbraune Wal„nuss" ist der verholzende innere Steinkern einer Steinfrucht, die sich mit fleischiger, grüner Hüllschicht umgibt. Der essbare weiche Kern in der harten Schale ist der ölreiche Samen.

Ursprünglich ist der Walnussbaum vom Balkan bis Südwestasien beheimatet. Erst die Römer gaben uns diese seltsame Nuss zu knacken, denn sie brachten sie in die Gebiete nördlich der Alpen mit. Seit dieser Zeit wird die **Walnuss** häufig als Zier- oder Fruchtgehölz gepflanzt und verwildert auch leicht. Die großen Blätter, die beim Zerreiben leicht nach Terpentin duften, enthalten Gerbstoffe und werden als Aufguss (ein bis zwei Teelöffel/Tasse, 10 min ziehen lassen) äußerlich in Umschlägen oder Kompressen sowie als Waschungen bei Akne, Ekzemen oder anderen Hautentzündungen angewendet. Den Aufguss getrockneter Fruchtschalen nimmt man zum Braunfärben von Haaren oder Schafwolle. Die großen männlichen Blütenkätzchen sind recht auffällig, die winzigen hellgelben weiblichen Blüten findet man nur bei genauem Hinsehen.

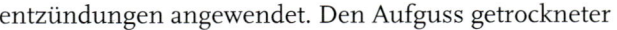

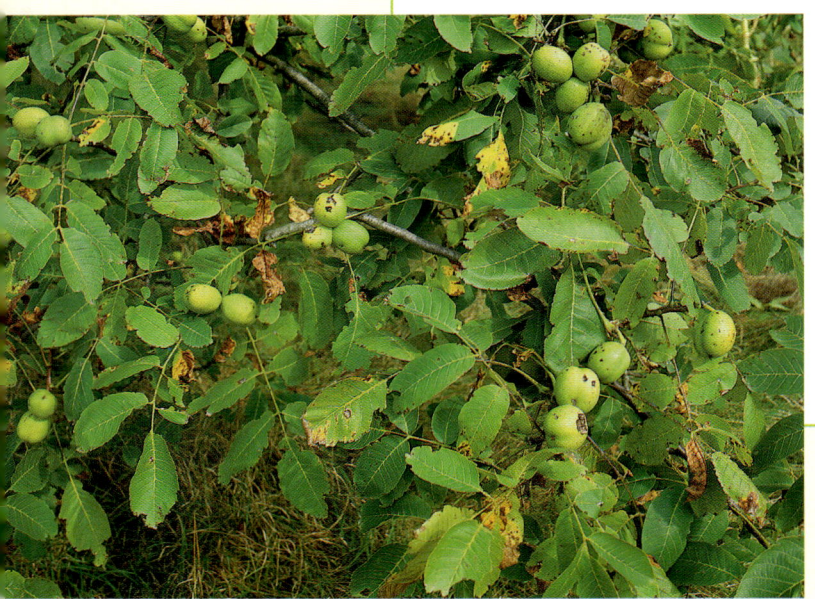

Auf allen Wegen zu Hause

Wege sind die Hauptverbreitungsroute: Die Samenschale ist bei feuchtem Wetter klebrig und haftet an allen, die des Weges schreiten. Die Indianer Nordamerikas nannten die eingeschleppte Art zutreffend „Fußstapfen des weißen Mannes". Heute sind die Wegeriche weltweit verbreitet.

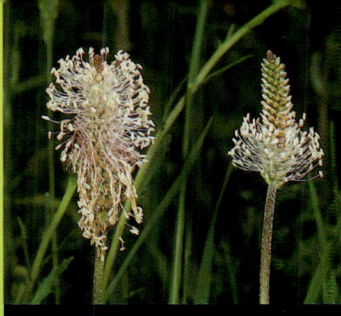

Spitz-Wegerich
Plantago lanceolata

▸ Wegerichgewächse
▸ Mai bis September
▸ 20 – 40 cm

Merkmale
Staude; Blätter alle grundständig, jedoch nicht flach ausgebreitet, sondern aufgerichtet, kahl oder wenig behaart, schmal lanzettlich, ganzrandig; Blüten bräunlich weiß, in kurzen walzenförmigen Ähren.

Im Wesentlichen führt der **Spitz-Wegerich** die gleichen Inhaltsstoffe wie der nahe verwandte Große Wegerich (*Plantago major,* Bild unten rechts). Dessen Blätter bilden eine flache Rosette und sind so kräftig, dass sie auch eine kurze Samba aushalten. Frischer Presssaft oder zerquetschte Blätter, sofort auf Insektenstichen aufgetragen, lindern augenblicklich den Juckreiz und wirken zuverlässig abschwellend. Außerdem nimmt man Spitz-Wegerich traditionell bei fiebrigen Bronchialerkrankungen, beispielsweise als Aufguss (zwei Teelöffel getrocknetes Kraut/Tasse, 15 min ziehen lassen, mit Honig süßen). Wegerich ist auch in Fertigarzneien für diese Heilanzeige enthalten, ebenso in verschiedenen Hustensäften und Mundwässern zum Gurgeln bei Rachen- oder Zahnfleischentzündungen. Junge Blätter liefern ein durchaus schmackhaftes Wildkrautgemüse.

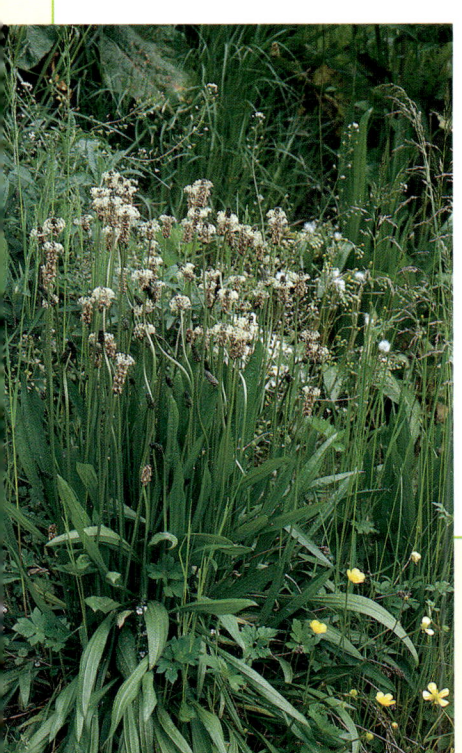

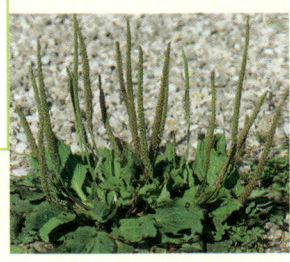

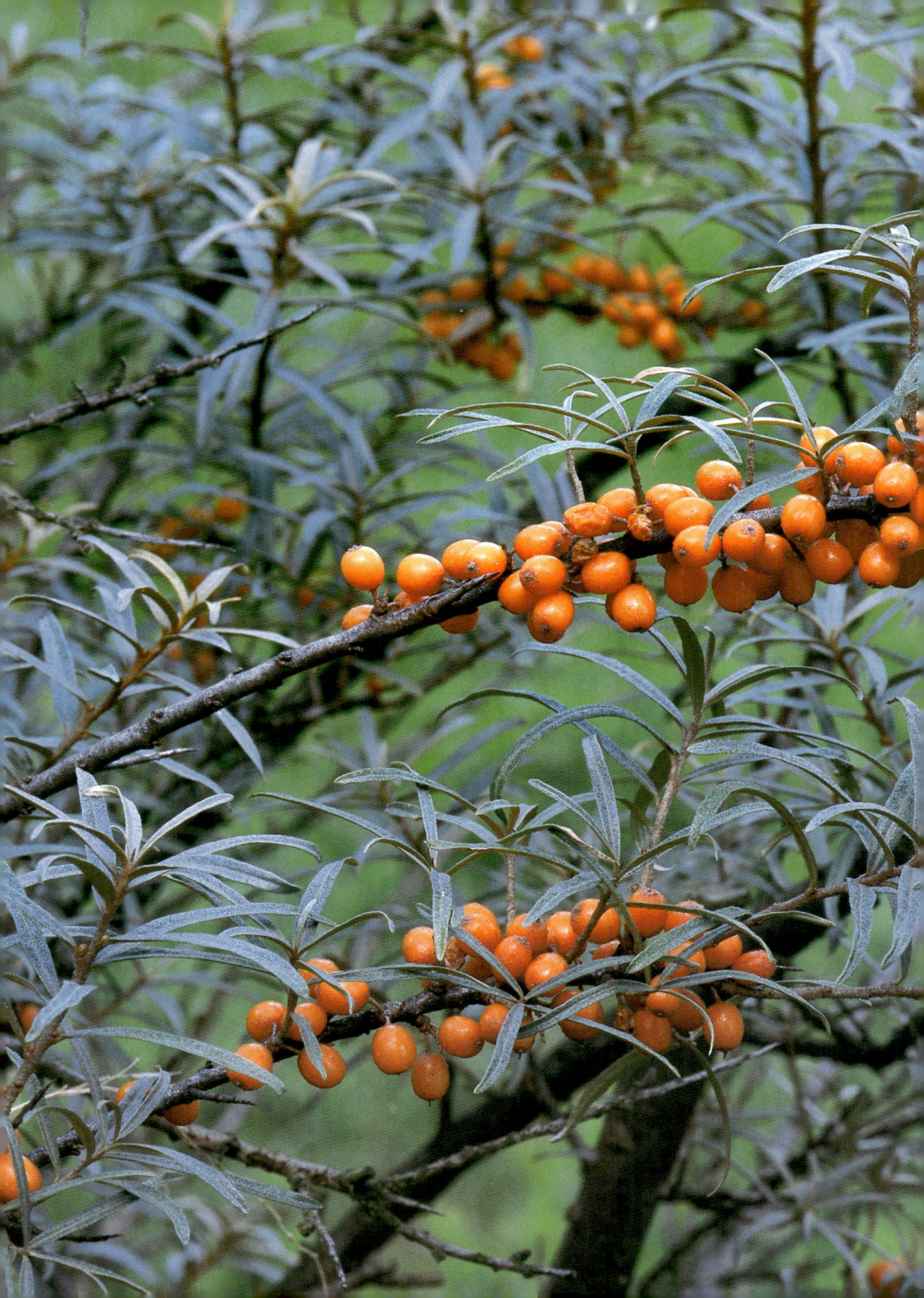

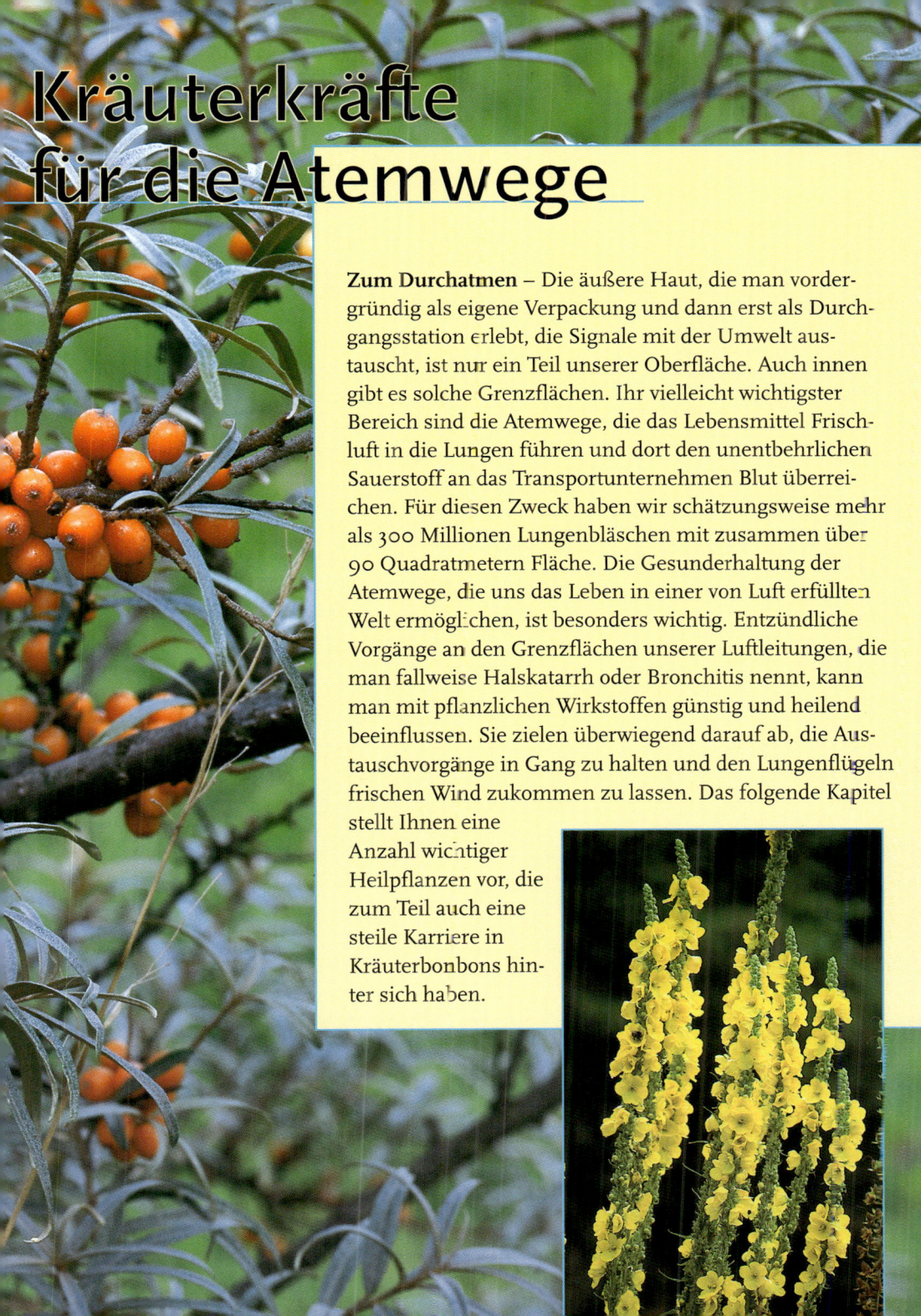

Kräuterkräfte
für die Atemwege

Zum Durchatmen – Die äußere Haut, die man vordergründig als eigene Verpackung und dann erst als Durchgangsstation erlebt, die Signale mit der Umwelt austauscht, ist nur ein Teil unserer Oberfläche. Auch innen gibt es solche Grenzflächen. Ihr vielleicht wichtigster Bereich sind die Atemwege, die das Lebensmittel Frischluft in die Lungen führen und dort den unentbehrlichen Sauerstoff an das Transportunternehmen Blut überreichen. Für diesen Zweck haben wir schätzungsweise mehr als 300 Millionen Lungenbläschen mit zusammen über 90 Quadratmetern Fläche. Die Gesunderhaltung der Atemwege, die uns das Leben in einer von Luft erfüllten Welt ermöglichen, ist besonders wichtig. Entzündliche Vorgänge an den Grenzflächen unserer Luftleitungen, die man fallweise Halskatarrh oder Bronchitis nennt, kann man mit pflanzlichen Wirkstoffen günstig und heilend beeinflussen. Sie zielen überwiegend darauf ab, die Austauschvorgänge in Gang zu halten und den Lungenflügeln frischen Wind zukommen zu lassen. Das folgende Kapitel stellt Ihnen eine Anzahl wichtiger Heilpflanzen vor, die zum Teil auch eine steile Karriere in Kräuterbonbons hinter sich haben.

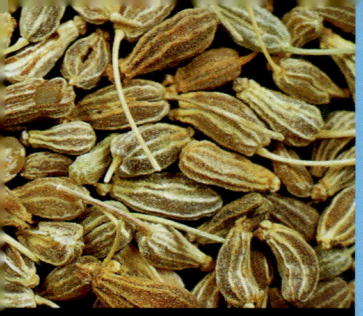

Anis
Pimpinella anisum

▸ **Doldenblütler**
▸ **Juli bis August**
▸ **30–50 cm**

Merkmale
Einjähriges Kraut mit aufrechtem, rundem, etwas gerilltem Stängel; Blätter im Umriss dreieckig, mehrfach fiederschnittig und in schmale Zipfel zerteilt; Blüten reinweiß.

Läuse, Likör und Lutschbonbon
Die Nase nimmt sie bereits wahr, ehe man die Bonbonbude auf dem Weihnachtsmarkt entdeckt: Die unverkennbare Duftspur stammt meist vom eindringlich süßlichen Anisaroma. Früher nutzte man es auch – allerdings mit nur mäßigem Erfolg – als Kampfstoff gegen Kopfläuse und Krätzmilben.

Die aus dem östlichen Mittelmeergebiet stammende Kulturpflanze findet sich bei uns meist in Gartenkultur, denn sie verwildert selten. In den Mittelmeerländern wird sie dagegen im Feldanbau gezogen. Verwendet werden die dunkelbraunen, leicht tropfenförmigen Anisfrüchte. Sie enthalten ein ätherisches Öl mit dem Hauptaromaträger Anethol. Dessen sekretionsanregende, schleimlösende und auswurffördernde Wirkung nutzen viele Hustenmittel, oft auch in Mischungen mit anderen Heilpflanzen. Außerdem fördert **Anis** – ähnlich wie Fenchel und Kümmel – die Verdauung. Empfehlenswert ist ein Aufguss (einen halben Teelöffel zerstoßene Früchte/Tasse, 5 min ziehen lassen). Anisöl verwendet man zur Aromatisierung vieler weiterer Zubereitungen, u. a. auch in Kräuterlikör und Gebäck wie z. B. Anisplätzchen.

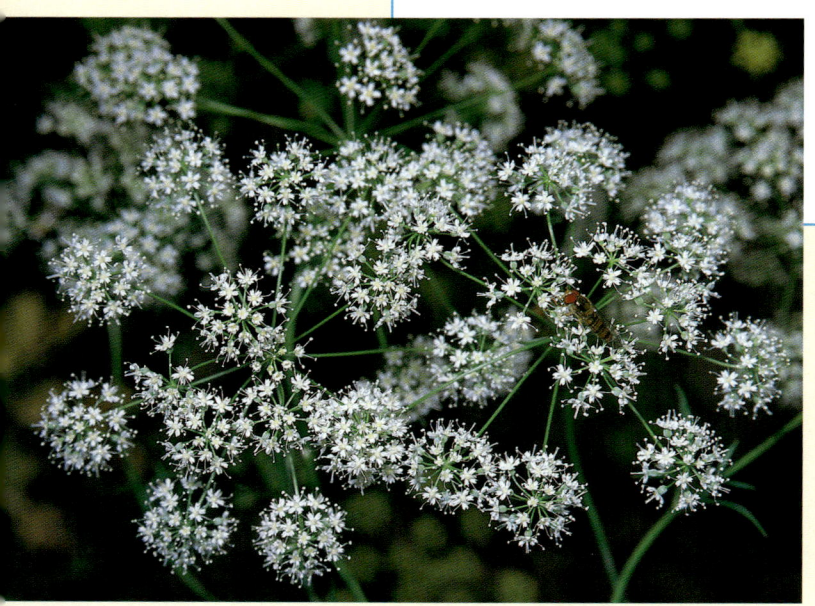

Verwickelte Namensgeschichte

Heute ist die Sachlage klar: Mit Bibernelle (abgeleitet vom antiken Pimpinella) meint man jeweils die schmucken Doldenblütler. Früher verstand man darunter auch den Kleinen Wiesenknopf, ein Rosengewächs, und manchmal sogar einen Steinbrech, was allerhand Verwirrungen stiften musste.

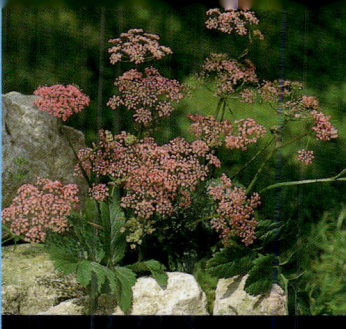

Große Bibernelle
Pimpinella major

▸ Doldenblütler
▸ Juni bis September
▸ 40–100 cm

Merkmale

Staude mit aufrechtem, kantig gefurchtem und bis oben beblättertem Stängel; Blätter einfach gefiedert; Blüten weiß oder hellrosa, Dolde mit 10–15 Strahlen ohne Hüll- und Hüllchenblätter.

Im Unterschied zu vielen anderen Vertretern der Doldenblütler nutzt man von dieser Art die scharf schmeckenden, daher auch Pfefferwurzel genannten getrockneten Wurzelstöcke und Wurzeln. Sie enthalten u. a. Capronsäure und riechen daher beim Anschneiden etwas nach Ziegenbock. Zubereitungen aus dieser Pflanze und der ihr ähnlichen Kleinen Bibernelle (*Pimpinella saxifraga*) verwendet man gegen Katarrhe der Atemwege und zum Gurgeln bei Entzündungen in Mundhöhle oder Hals, beispielsweise als Aufguss (ein Teelöffel getrocknete, zerkleinerte Wurzel/Tasse). Die homöopathische Medizin verordnet die **Große Bibernelle** außer gegen Bronchitis auch bei Kopfschmerzen und Ohrengeräuschen. Das ätherische Öl ist außerdem in manchen Bitterschnäpsen enthalten.

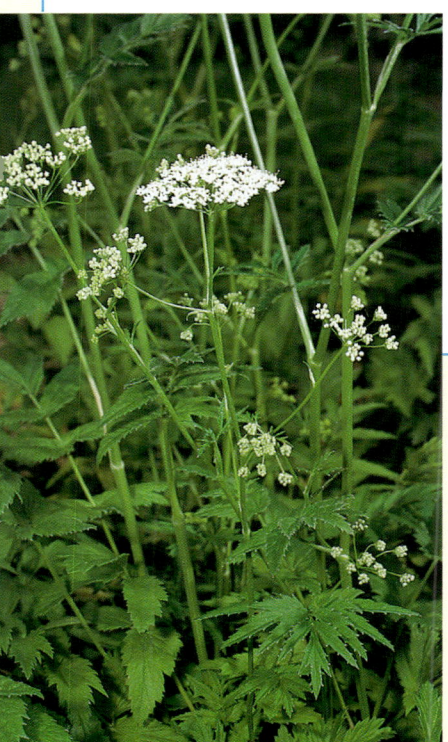

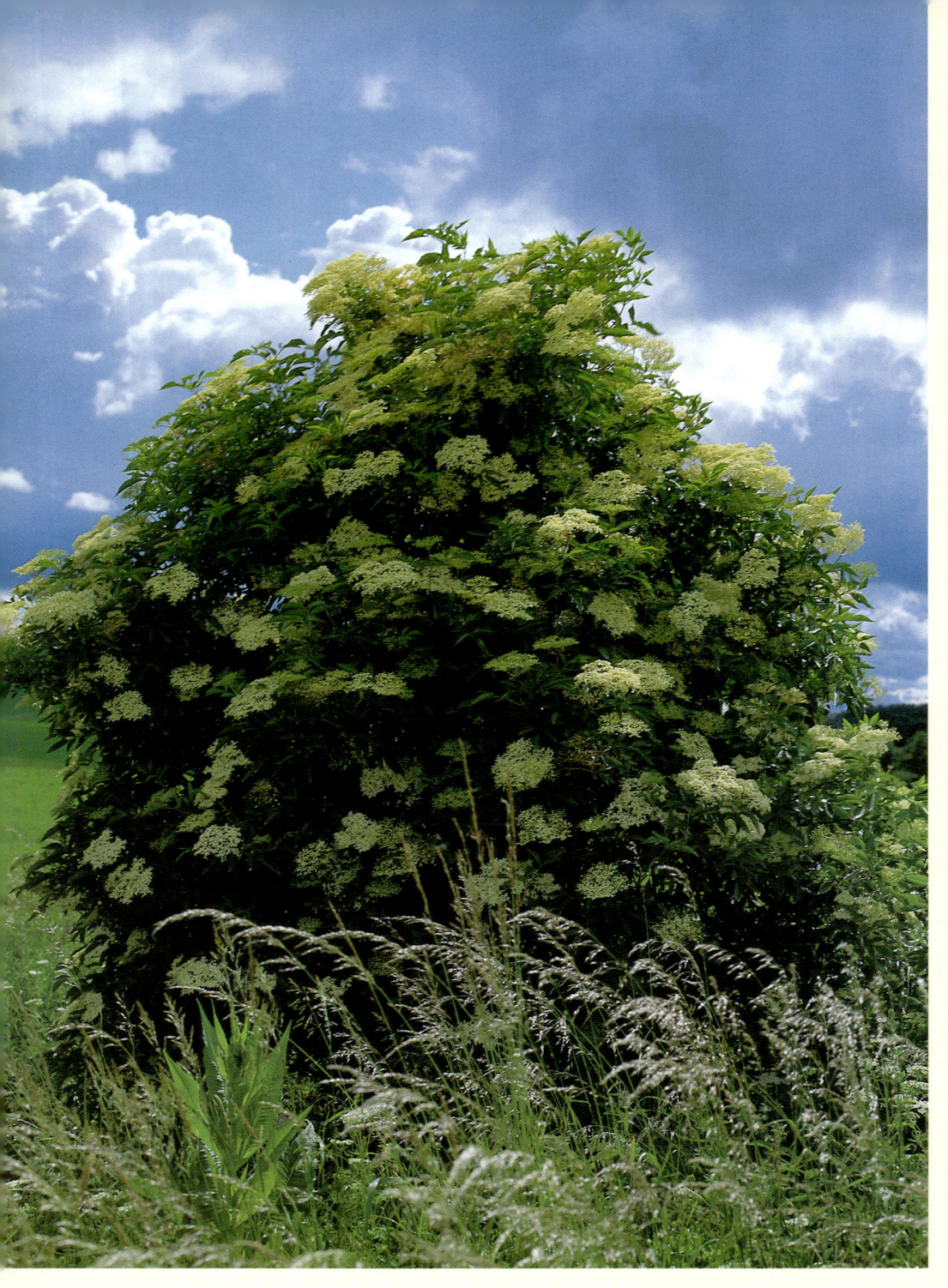

Nützlicher Eckensteher

Holunder mag nährstoffreiche Böden und siedelt sich daher auch gerne an landwirtschaftlichen Gebäuden an. Schon den Germanen war er als Wohnsitz von Frau Holle (= Freya) überaus heilig. Später bezeichnete man ihn wegen seiner segensreichen Wirkungen sogar als Apotheke der Einödbauern.

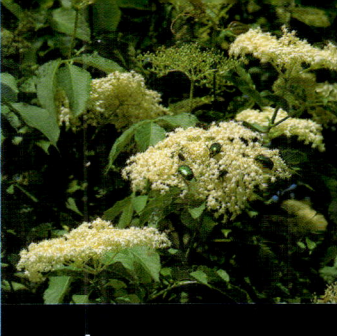

Schwarzer Holunder
Sambucus nigra

► Geißblattgewächse
► Juni bis Juli
► 7–10 m

Merkmale

Strauch oder Baum; Mark der Zweige weiß; Blätter gegenständig, unpaarig gefiedert; Steinfrüchte glänzend schwarz, Fruchtstiele zur Reifezeit kräftig rot.

Schon wenn der **Schwarze Holunder** blüht und seine großen Schirmrispen als Ausflugslokale für Blütenbesucher öffnet, beginnt die Erntesaison: Die Blütenstände kann man in Pfannkuchenteig knusprig ausbacken. Die angenehm duftenden Blüten enthalten u. a. Flavonoide und Gerbstoffe. Ein Aufguss (zwei Teelöffel getrocknete Blüten/Tasse), mit Honig gesüßt und heiß getrunken, gilt als bewährtes Hausmittel gegen fiebrige Erkältungen. Die kugeligen Steinfrüchte des Holunders, in Norddeutschland Fliederbeeren genannt, sind ein vitaminreiches und wohlschmeckendes Wildobst – man verwendet sie für Obstsaft, Holunderwein, Gelee, Marmelade oder Kompott. Mit der Ernte muss man sich beeilen, denn die Früchte sind bei Singvögeln sehr beliebt. In Fertigarzneien verwendet man auch Blätter und Rinde.

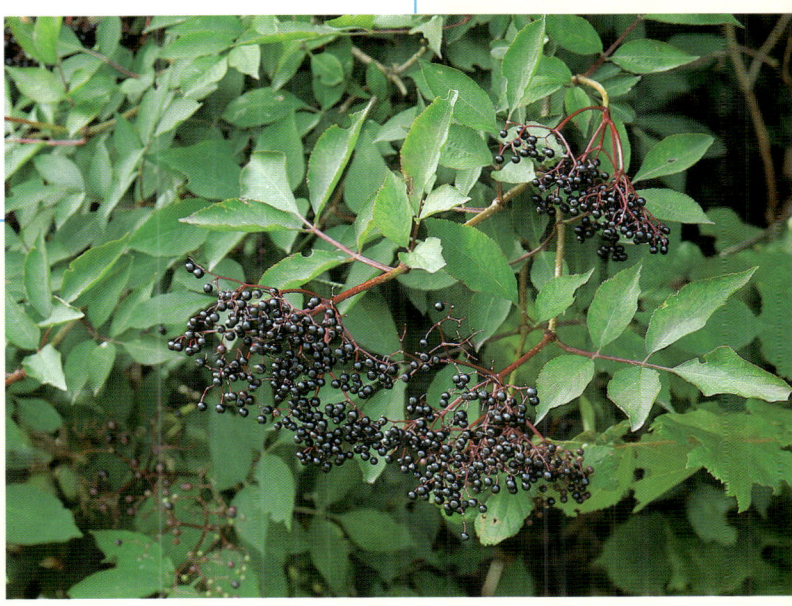

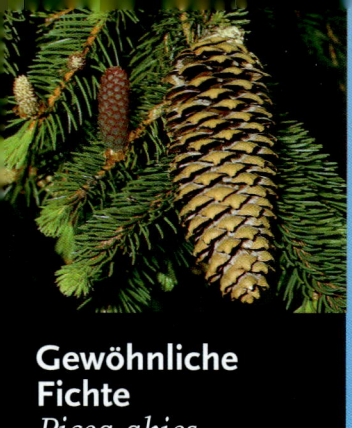

Gewöhnliche Fichte
Picea abies

- Kieferngewächse
- April bis Juni
- bis über 50 m

Merkmale

Immergrüner Nadelbaum; schlanke Krone mit abstehenden Ästen; Nadelblätter vierkantig, spitz, wirtelig oder undeutlich gescheitelt; Zapfen vielschuppig, hellbraun, fallen jeweils als Ganzes ab.

Fichte sticht, Tanne nicht

Die schlanken, aber recht starren und zudem spitzen Nadelblätter der Fichten garantieren beim kräftigen Zupacken gleichsam Großflächenakupunktur. Die flachen, weichen Nadelblätter der echten Tannen reagieren dagegen deutlich flexibler, biegen sich widerstandslos zur Seite und fühlen sich angenehmer an.

Ursprünglich war die Fichte nur in der Taiga und in höheren Gebirgslagen verbreitet und erreichte ihre natürliche Westgrenze etwa im Schwarzwald. Forstlicher Anbau hat sie fast überall in Europa verbreitet. Außer Harz, das in der Kerzenflamme des Adventkranzes unter heftigen Explosionen verbrennt, enthalten die Nadelblätter der **Gewöhnlichen Fichte** ein ätherisches Öl mit mehreren angenehm duftenden Komponenten. Arzneilich verwendet man es bei Infektionen der Atemwege, außerdem äußerlich – Fichtennadel-Franzbranntwein – zum durchblutungsfördernden Einreiben bei Muskelschmerzen, Gicht und Rheuma. Geruchsverbessernde Raumsprays mit „Tannen"aroma und Hustenbonbons enthalten ebenso Fichtennadelöl wie Badezusätze. Das Duftöl gewinnt man durch Destillation überwiegend aus jungen Triebspitzen.

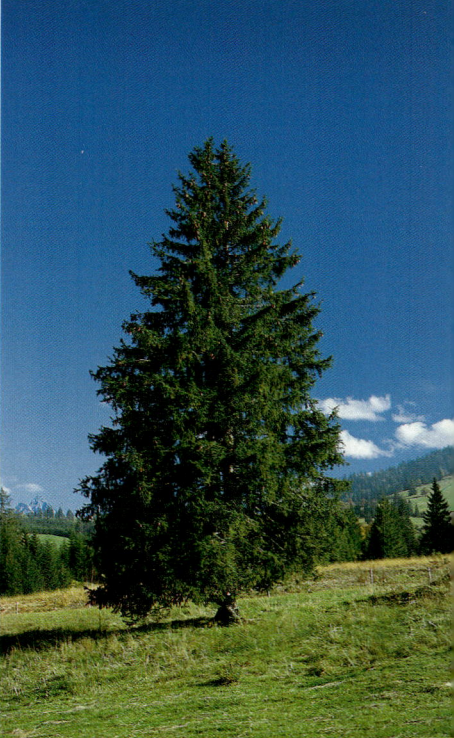

Die Latsche legt sich krumm

In den äußeren Ketten der Alpen bildet diese Art oberhalb des Bergwaldes ein eigenes Band. Wegen der liegenden Äste und gebogenen Stämme spricht man auch vom Legföhren- oder Krummholzgürtel. Die Pflanze ist mit dieser Wuchsform optimal auf die winterliche Schneelast eingerichtet.

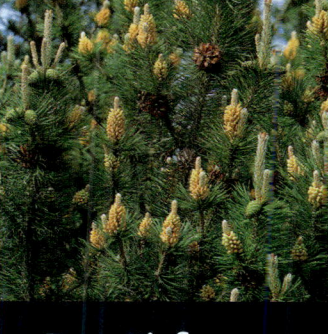

Berg-Kiefer, Latsche
Pinus mugo

▸ Kieferngewächse
▸ Juni bis Juli
▸ 1–5 m

Merkmale
Strauch mit liegenden oder aufsteigenden Ästen, manchmal auch kleiner Baum; Nadelblätter je zu zweit im Kurztrieb, etwas gedreht, bis 7 cm lang, dunkelgrün.

Die zur Familie der Kieferngewächse gehörenden Nadelgehölze führen in allen Teilen Harz und mit diesem verbunden ein ätherisches Öl mit angenehm duftenden Komponenten, das fallweise an Zitrusfrüchte, mitunter aber auch an Schuhcreme erinnert. Das Öl der **Berg-Kiefer**, durch Destillation aus den Nadeln und den jungen Triebspitzen gewonnen, verwendet man in Tropfen oder zur Inhalation bei Atemwegserkrankungen, äußerlich zum Einreiben oder als Badezusatz bei rheumatischen Beschwerden und Erschöpfungszuständen. Es ist auch in vielen handelsüblichen kräuterkosmetischen Körperpflegemitteln enthalten. Wie wäre es mit einem aromatischen Kiefernsprossen-Sirup als Brotaufstrich? 150 g Sprosse in 1 l Wasser 15 min lang kochen und den Sud anschließend mit etwa 1 kg Zucker auf Sirupdicke eindampfen.

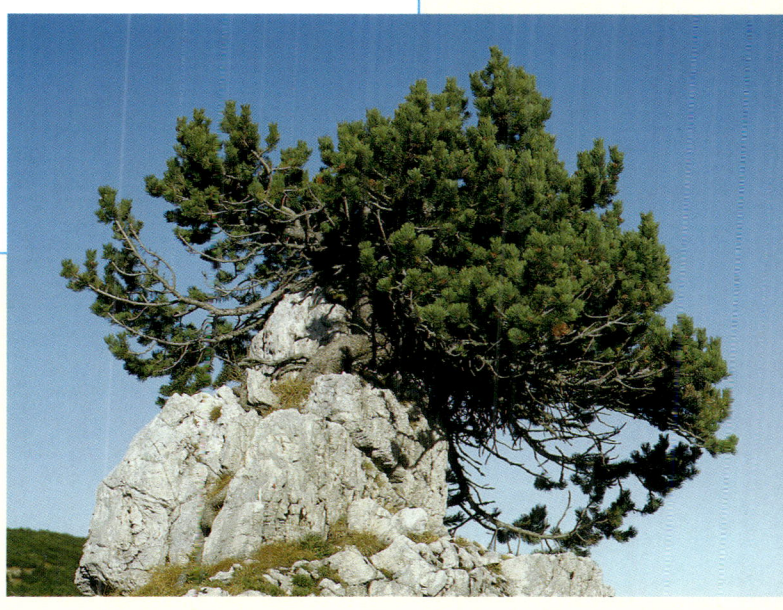

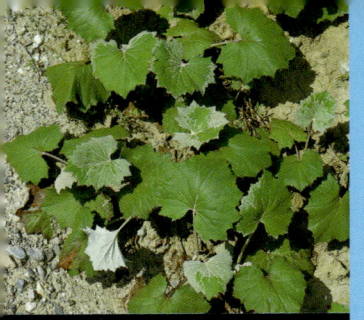

Huflattich
Tussilago farfara

- ▸ Korbblütler
- ▸ März bis April
- ▸ 10–30 cm

Merkmale
Staude; alle Blätter grundständig, rundlich herzförmig,
10–30 cm lang, unterseits
graufilzig, erscheinen erst
nach der Blüte; Körbchen
2–2,5 cm breit.

Frühstart mit leuchtenden Köpfen

Die kräftig gelben Blütenstände setzen im
Frühjahr die ersten Farbtupfer an Wegrändern oder auf Rohböden. Hier vollbringt
die Pflanze wahrhaftig bergmännische
Leistungen: Mit meterlangen unterirdischen Ausläufern durchtunnelt sie den
Boden und wurzelt bis über 2 m tief.

Die hellgelben Blütenköpfe, die einzeln auf bleichen,
schuppig beblätterten Schäften sitzen, zeigen eine strikte
Geschlechtertrennung: Die randlichen, zipfligen Zungenblüten sind weiblich, die in der Mitte stehenden Röh-
renblüten dagegen männlich. **Huflattich** nimmt man
bei Erkrankungen der Atemwege, besonders bei Bronchitis – aus dem wissenschaftlichen Gattungsnamen
hört man die Hustenanfälle buchstäblich heraus. Die
Blätter enthalten aber auch geringe Mengen Alkaloide,
die die Leber schädigen. Daher verwendet man Huflattich in Hustentee nur als Beimischung und trinkt diesen
nicht überdosiert oder jahrelang gewohnheitsmäßig.
Bewährt ist ein Aufguss zu gleichen Teilen gemischt mit
Thymian, Anis, Schlüsselblume und Königskerze (ein
bis zwei Teelöffel
Kraut /Tasse, 5 min
ziehen lassen).

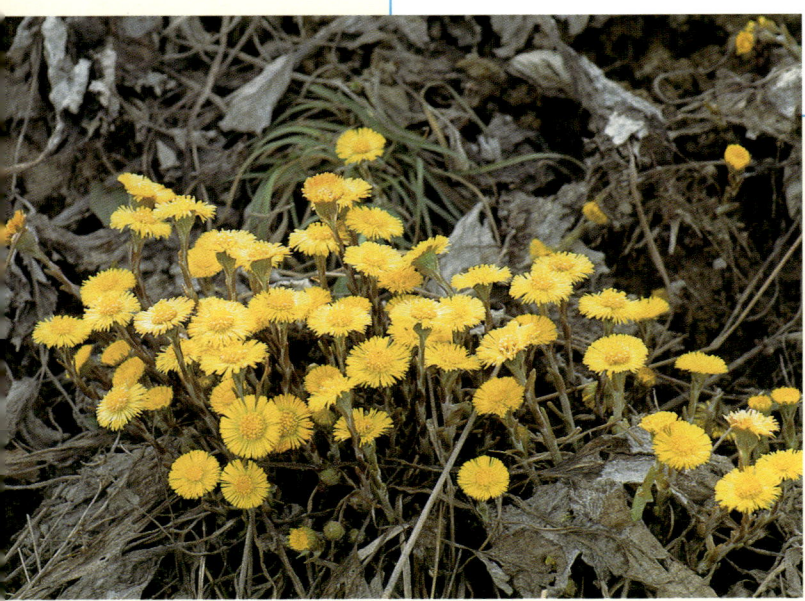

Scharfe Superknospe

Die Zwiebel der Küchen-Zwiebel besteht aus saftigen, verdickten und ineinander verschachtelten Schuppenblättern – sie ist damit eine enorm angeschwollene Knospe, mit der die Pflanze im Boden die kalte Jahreszeit überdauern könnte, wenn sie nicht vorher geerntet würde.

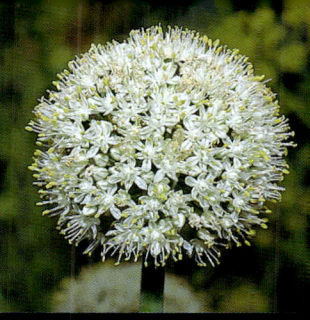

Küchen-Zwiebel
Allium cepa

▸ Zwiebelgewächse
▸ Juni bis August
▸ 60–120 cm

Merkmale
Staude mit aufrechten, röhrigen, bläulich grünen Blättern, die unterhalb der Mitte bauchig aufgebläht sind; Blütenstand kugelig, Blüten grünlich weiß.

Schon im Altertum nutzte man diese Kulturpflanze, deren Ursprungsgebiet in Westasien liegt. Heute baut man sie weltweit in vielen Sorten – meist aber nur einjährig – an. Die **Küchen-Zwiebel** enthält in allen Teilen ein ätherisches Öl mit Methyl-Alliin sowie den charakteristischen Scharfstoff Propan-Thialoxid, der zu Tränen reizt. Als Küchengewürz unterstützt sie die Blutreinigung, wirkt außerdem als Appetitanreger und fördert die Verdauung ebenso wie viele beliebte Zwiebelgerichte (Zwiebelsuppe, Zwiebelkuchen). Arzneilich verwendet man traditionell einen Zwiebeltee (50 g geschälte oder geriebene Zwiebel/Tasse, 10 min ziehen lassen, mit Honig gesüßt) als bewährtes Hausmittel gegen Husten und Erkältung. Die Homöopathie setzt sie gegen Allergien der Atemwege, Schnupfen und Bindehautentzündung ein.

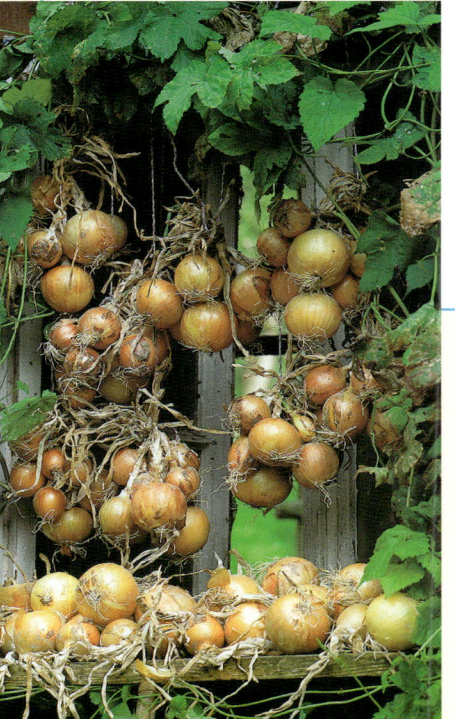

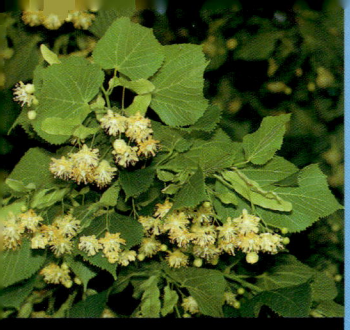

Sommer-Linde
Tilia platyphyllos

- Lindengewächse
- Juni
- 25 – 40 m

Merkmale

Sommergrüner Baum; Blätter
wechselständig, gestielt,
7 – 12 cm lang und ebenso
breit, schief herzförmig; Blüten zu zweit bis sechst in hängenden Rispen.

Ob blond, ob braun ...

Bei der heimischen Sommer-Linde sind
die kleinen Haarbüschel in den Nerven-
winkeln der Blattunterseite weißlich, bei
der ähnlichen Winter-Linde dagegen nuss-
braun (kleines Bild rechts). Beide Arten
sind fruchtbar zu kreuzen – die Mischlin-
ge, Holländische Linde genannt, sind
mittelblond behaart.

Als Hausmittel sind sie fast so populär wie Holunder,
Huflattich und Kamille: Die Blüten von Winter- und
Sommer-Linde enthalten ein für den angenehmen
Duft verantwortliches ätherisches Öl
sowie Flavonoide, Schleim- und Gerbstoffe. Lindenblütentee (ein bis zwei
Teelöffel getrocknete Blüten/Tasse,
5 – 10 min ziehen lassen) nimmt man
als schweißtreibendes Hausmittel bei
fiebrigen Erkältungskrankheiten. Die
Homöopathie verwendet Lindenblüten-
Zubereitungen gegen Allergien (be-
sonders Heuschnupfen), Hautausschläge und rheumatische Beschwerden.
Lindenblüten liefern
einen wertvollen
Honig – nicht zu ver-
wechseln mit Lin-
denhonig, den die
Bienen aus den
zuckerigen Ausschei-
dungen der an den
Lindenblättern sau-
genden Blattläuse
herstellen.

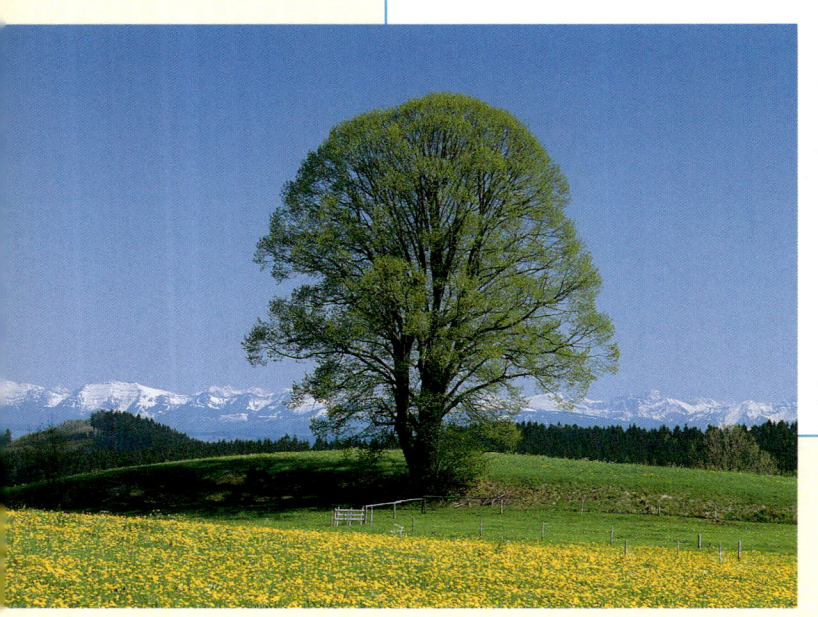

Glanzvolle Karriere in der Küche

Viele Wild- oder Gartenkräuter sind beliebte Würzzutaten für Fleisch-, Fisch-, Nudel- und Kartoffelgerichte. So ist auch Thymian erfolgreicher Bestandteil der berühmten Mischung „Kräuter der Provence". Was gut schmeckt, hilft meist auch den Atemwegen und Verdauungsorganen.

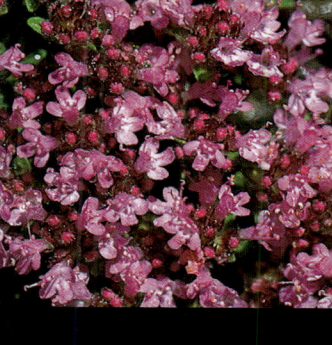

Echter Thymian
Thymus vulgaris

▸ Lippenblütler
▸ Juni bis Juli
▸ 15–30 cm

Merkmale
Wintergrüner, formenreicher Zwergstrauch; Äste reich verzweigt, aufsteigend oder aufrecht, kantig, behaart; Blätter kurz gestielt, kurzfilzig, graugrün; Blüten rosa, lila oder weißviolett.

Die aromatisch duftende Pflanze, die aus dem Mittelmeergebiet stammt und in Mitteleuropa nicht besonders winterhart ist, hat in der heimischen Flora einige fast gleichwertige Verwandte, beispielsweise den formenreichen Feld-Thymian oder Quendel (*Thymus pulegioides,* kleines Bild oben). **Thymian** enthält neben Gerb- und Bitterstoffen ein ätherisches Öl mit zahlreichen aromatischen Bestandteilen, deren krampflösende, sekretionsanregende Eigenschaften man bei Reiz- und Keuchhusten oder chronischer Bronchitis ebenso nutzt wie bei Magen-Darm-Beschwerden. Als Hausmittel nimmt man einen Aufguss (ein bis zwei Teelöffel zerkleinertes und getrocknetes Kraut/Tasse, 10 min ziehen lassen, ungesüßt trinken, eventuell zu gleichen Teilen gemischt mit Schlüsselblume, Königskerze und Anis).

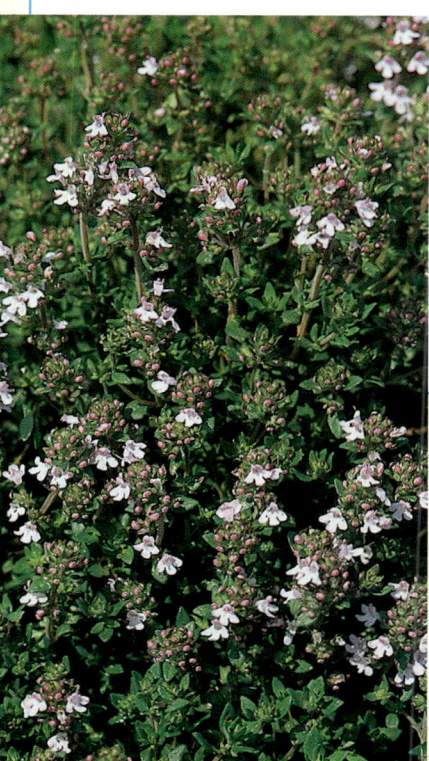

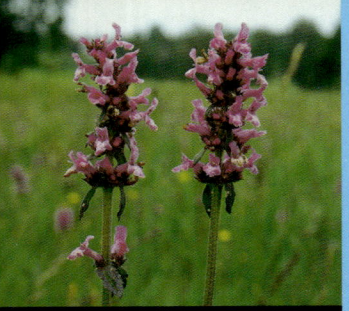

Heil-Ziest
Betonica officinalis

- Lippenblütler
- Juni bis August
- 30–60 cm

Merkmale

Staude mit aufrechtem, kantigem Stängel; Rosettenblätter lang gestielt, gekerbt, Stängelblätter nur in gegenständigen Paaren, sitzend; Blüten hell- bis purpurrosa, selten weiß.

Ganz und gar rätselhaft

Der eigenartige Gattungsname *Betonica* bzw. Betonie, manchmal auch zu Batunge verändert, gibt Rätsel auf. Er taucht bereits im botanischen Schrifttum der Römerzeit auf. Angeblich soll er sich von den Vettonen, einem früher in Nordspanien siedelnden Volksstamm, ableiten.

Früher galt sie einmal als Universalheilmittel. In modernen Arzneibüchern taucht die vielfach gepriesene Pflanze trotz ihres verheißungsvollen Namens kaum mehr auf. Ihren Gerb- und Bitterstoffgehalt nutzte man bei Katarrhen der Atemwege und Asthma, außerdem gegen Durchfall oder zur Wundheilung, wie es die großen Kräuterbücher des 15. und 16. Jahrhunderts ausdrücklich empfehlen. Ein wichtiges Einsatzgebiet waren auch Nasenbluten und Hiebwunden am Kopf. Ähnlich empfiehlt ihn auch die Homöopathie. In einigen Fertigarzneien ist das zur Blütezeit gesammelte Kraut noch enthalten. Der in der Naturlandschaft heute eher seltene **Heil-Ziest** ist für den Naturgarten eine überaus attraktive Bereicherung. Seine nektarreichen Blüten werden eifrig von Schmetterlingen und Schwebfliegen besucht.

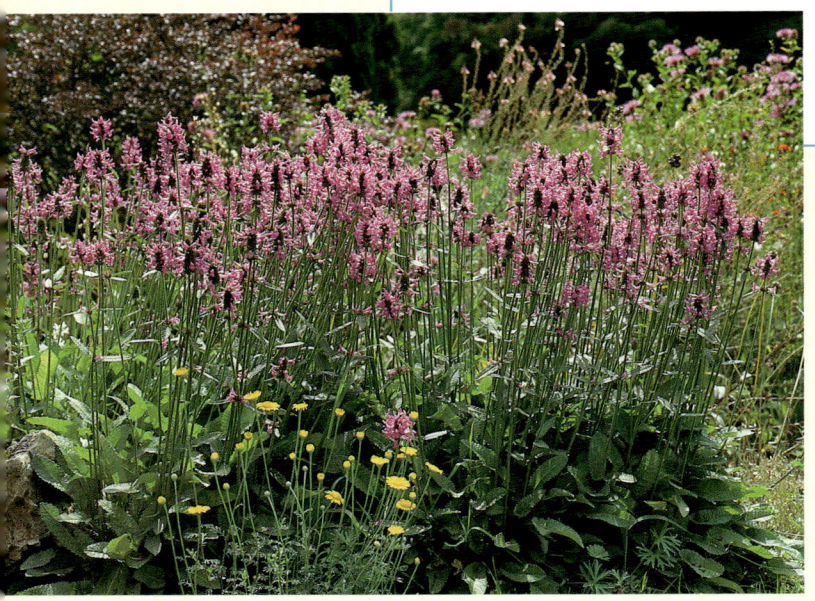

Empfehlung aus dem Bauerngarten

Das Capitulare von 812, die berühmte Verordnung Karls des Großen für den Gartenbau der karolingischen Landgüter, empfiehlt ausdrücklich den Anbau von Eibisch, denn die Pflanze genoss schon damals durch die Schriften der antiken Autoren eine beachtliche Wertschätzung.

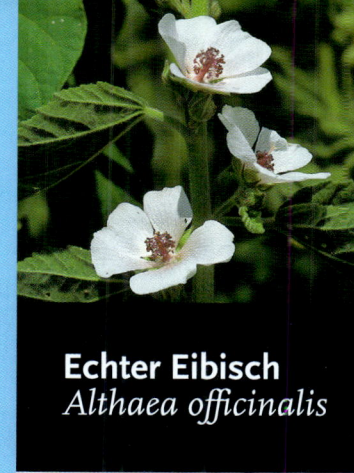

Echter Eibisch
Althaea officinalis

▸ Malvengewächse
▸ Juli bis August
▸ 100–150 cm

Merkmale

Staude mit aufrechtem, nur wenig verzweigtem Stängel; Blätter drei- bis fünflappig, samtig behaart; Blüten weiß oder hellrosa, kurz gestielt, zu ein bis dreien gedrängt in den Blattachseln.

In Gartenkultur, vor allem in alten Bauerngärten, ist der schmuck aussehende **Eibisch** weit verbreitet und häufig. Viel seltener wird man diese heimische Wildpflanze in ihrem ursprünglichen Lebensraum antreffen: Sie kommt in Salzröhrichten an der Ostseeküste auf nährstoffreichen Böden vor. Eibisch ist eine Schleimdroge, die bemerkenswerterweise das Immunsystem anregt. Man verwendet außer Blüten und Blättern vor allem den getrockneten Wurzelstock, vorzugsweise bei trockenem Reizhusten und Katarrhen, aber auch bei Halsentzündung oder Schleimhautreizungen von Magen und Darm. Empfohlen wird ein Kaltwasserauszug oder Aufguss (ein bis zwei Teelöffel getrocknete Droge/Tasse), für Kinder aber auch ein Eibischsirup, wozu man eine Abkochung von Wurzel oder Blättern 1 : 2 mit Honig versetzt.

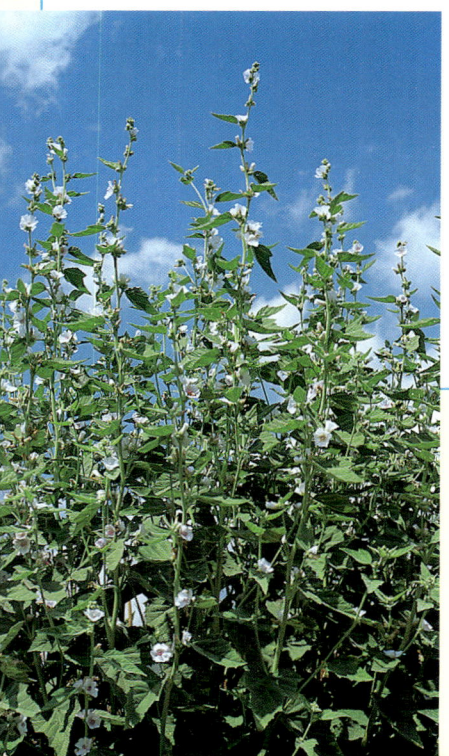

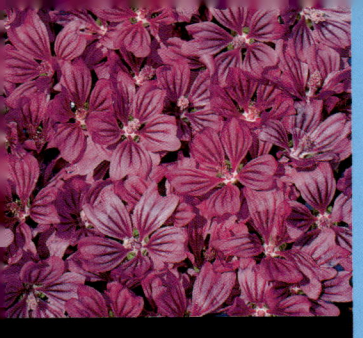

Wilde Malve
Malva sylvestris

- ▸ Malvengewächse
- ▸ Juni bis Oktober
- ▸ 80–150 cm

Merkmale

Ein- bis mehrjährige Pflanze mit ästig verzweigtem, aufsteigendem oder aufrechtem Stängel; Blätter gestielt, handförmig geteilt; Blüten bis 4 cm breit, zu mehreren in den oberen Blattachseln.

Erst männlich, dann weiblich

In den Zwitterblüten reifen die männlichen und weiblichen Teile meist nicht gleichzeitig heran. Die Malvenblüten beginnen männlich. Erst wenn das dichte Staubblattgebüsch seine Pollen auf den Weg gebracht hat, öffnen sich schirmförmig die fünf Narbenstrahlen.

Die wegen der käselaibförmigen Früchte auch Käsepappel genannte Pflanze stammt ursprünglich aus Westasien. Sie sondert den Nektar, den sie ihren Besuchern anbietet, nicht in der Blüte, sondern an der Oberseite der Kelchblätter ab. Die Blüten und Laubblätter der **Wilden Malve** enthalten Schleim- und Gerbstoffe. Man verwendet den Aufguss (zwei Teelöffel getrocknete Blüten/ Tasse, 10 min ziehen lassen) gegen Katarrhe und Entzündungen im Hals- und Rachenraum sowie bei Schleimhautreizungen des Verdauungstraktes. Üblich ist auch die äußerliche Anwendung bei Verbrennungen, Geschwüren und Ekzemen.

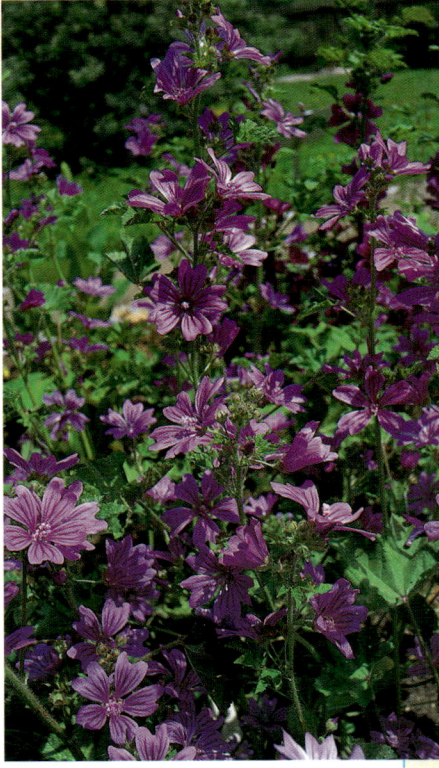

Vom Strand bis in die Alpen

Nach seiner Hauptverbreitung verhält sich der Sanddorn fast wie ein Urlauber: Er mag es immer locker und besiedelt die Dünenketten im Küstensaum, aber ebenso das Hochgebirge. Hier wächst er bevorzugt in den Schotterauen der Alpenbäche. Außerdem ist er auch das Schmuckstück vieler Gärten.

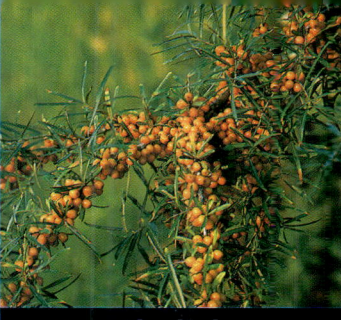

Die einladend orangegelben Früchte sehen zugegebenermaßen unwiderstehlich aus. Roh schmecken sie allerdings betont säuerlich und damit nicht allzu angenehm, zubereitet entfalten sie jedoch ein wunderbares Aroma. Genau betrachtet sind es Scheinfrüchte, denn das beerenartige Fruchtfleisch entwickelt sich beim **Sanddorn** ausnahmsweise aus dem Kelch und nicht aus den Fruchtblättern. Unter allen Wild- und Kulturobstarten weisen die Sanddornbeeren den höchsten Gehalt an Vitamin C und an weiteren Vitaminen auf, eignen sich – als Saft, Früchtekompott oder Sanddornlikör – bei Vitaminmangel, Appetitlosigkeit und vorbeugend gegen Erkältungskrankheiten. Daher ist Sanddorn oft Bestandteil von Multivitamingetränken. Sanddornbeeren erntet man einzeln mit der Schere, um sie nicht zu zerquetschen.

Gewöhnlicher Sanddorn
Hippophae rhamnoides

▸ Ölweidengewächse
▸ März bis Mai
▸ 2–6 m

Merkmale

Sommergrüner Strauch; sparrig verzweigt und bedornt; Blätter wechselständig, ungestielt, schmal-linealisch, graugrün, unterseits mit silbrigen Sternhaaren; Blüten unscheinbar bräunlich.

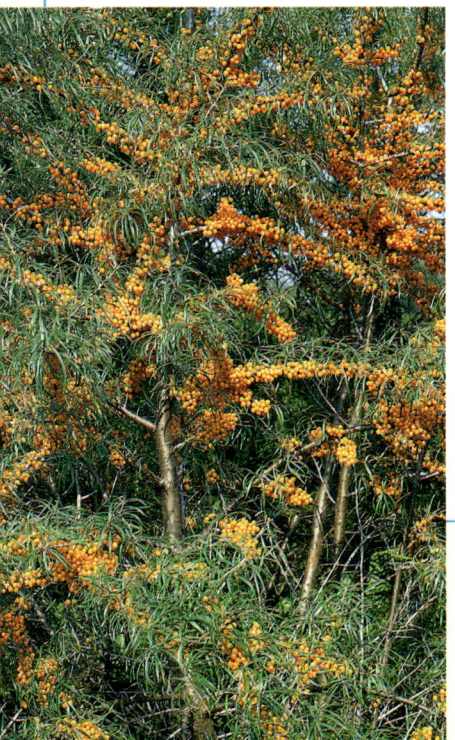

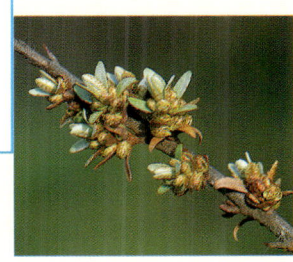

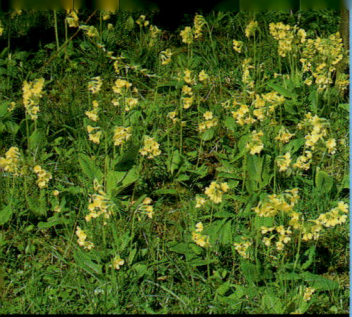

Echte Schlüsselblume
Primula veris

- ▶ Primelgewächse
- ▶ April bis Mai
- ▶ 10–20 cm

Merkmale

Staude; alle Blätter in grundständiger Rosette, vorne breit, plötzlich in den breit geflügelten Blattstiel verschmälert, runzlig; Blüten dottergelb, duften intensiv, in leicht einseitswendiger Dolde. Geschützt!

Verschiedene Schaufensterauslage

Primelblüten gibt es eigenartigerweise immer in zwei Bauserien: Bei den langgriffeligen stehen die Narbe direkt am Eingang und die Staubblätter tief in der Blütenröhre. Bei den kurzgriffeligen ist es genau umgekehrt. Nur zwischen den jeweils anderen Formen kann ein Pollenaustausch erfolgen.

In den breit geöffneten Blüten fällt ein dunklerer, kräftig orangeroter Schlundfleck auf – eine wichtige Orientierungshilfe für Blütenbesucher, die sich zum Nektartanken und Pollensammeln in die Blüten vertiefen. Im gemeinsamen Verbreitungsgebiet der **Echten Schlüsselblume** und ihrer Verwandten, der schwefelgelb blühenden und duftlosen Hohen Schlüsselblume (*Primula elatior,* kleines Bild oben), kommen schwer abgrenzbare Bastarde vor. Beide Arten enthalten Saponine, die man wegen ihrer schleimlösenden Wirkung bei Husten und anderen Atemwegserkrankungen einsetzt, meist als Aufguss (ein Teelöffel zerkleinerter Wurzelstock oder zwei Teelöffel getrocknete Blüten/ Tasse, 5 min ziehen lassen). Da beide Arten geschützt sind, darf man sie in der Natur nicht sammeln. Für den Garten gibt es jedoch Wildprimeln in jeder Staudengärtnerei.

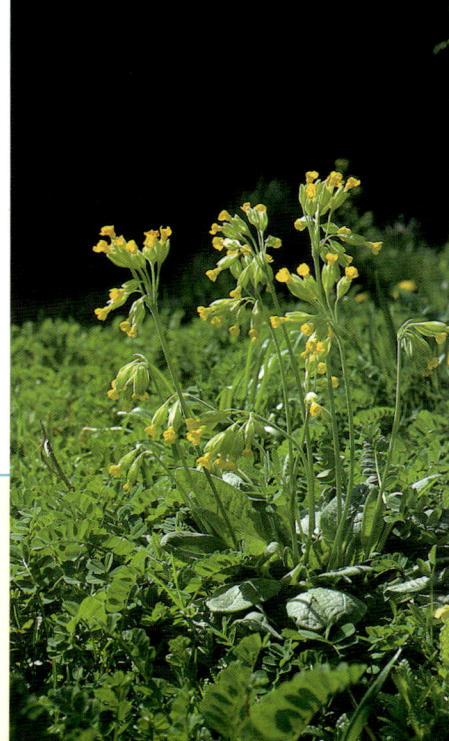

Bis zum Schwarzwerden

Manche Pflanzen verändern beim Trocknen ihre Grundfarben wenig oder gar nicht, andere scheinen sich wegen dieser Behandlung geradezu schwarz zu ärgern: Solche markanten Wechsel sind immer ein Hinweis auf besondere Inhaltsstoffe, beim Ehrenpreis das Iridoidglykosid Aucubin.

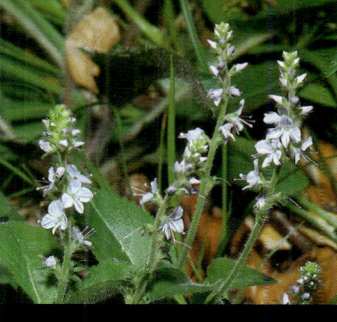

Echter Ehrenpreis
Veronica officinalis

▸ **Braunwurzgewächse**
▸ **Mai bis August**
▸ **10 – 20 cm**

Merkmale
Staude mit liegendem, behaartem Stängel, steigt nur im Blütenstand auf; Blätter gegenständig, behaart, gesägt; Blüten in dichten Trauben in den Blattachseln, hellviolett.

Auf trockenen Böden in lichten Laub- und Nadelwäldern sowie in Magerrasen ist diese Art nicht selten. Ihre hellvioletten Blüten tragen ein feines, für unsere Augen kaum sichtbares Strichmuster, das Besucherinsekten allerdings zielgenau ins Blütenzentrum führt. Der **Echte Ehrenpreis** enthält u. a. Gerb- und Bitterstoffe. Als Heildroge wird Ehrenpreiskraut allerdings selten alleine verwendet, sondern ist meist Bestandteil von Teemischungen und Fertigarzneien gegen Husten und Bronchitis, aber auch gegen Magenverstimmungen, Leberbeschwerden und Hautjucken. Die Volksheilkunde verwendet die Pflanze fast als Universalheilmittel, so etwa als Aufguss (ein Teelöffel zerkleinertes Kraut/Tasse, 10 min ziehen lassen). Homöopathische Anwendungen sind Ekzeme sowie Lymphdrüsenschwellungen.

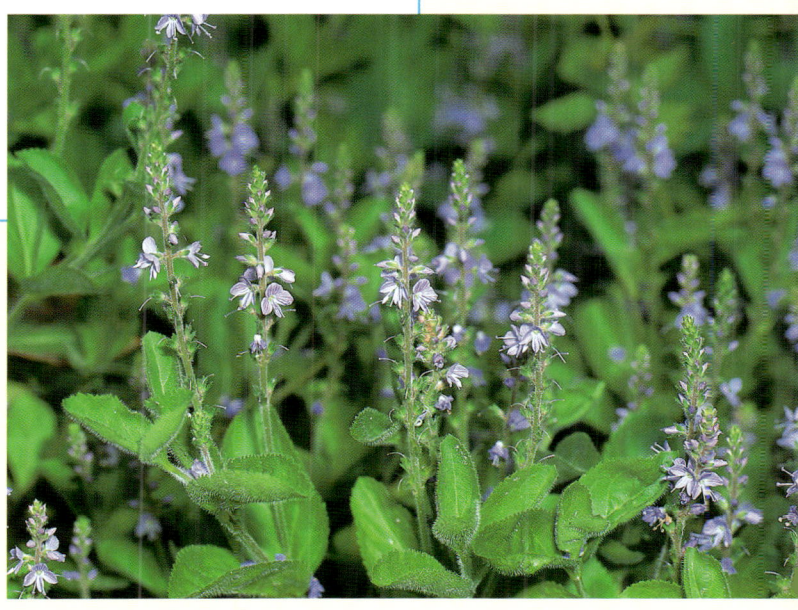

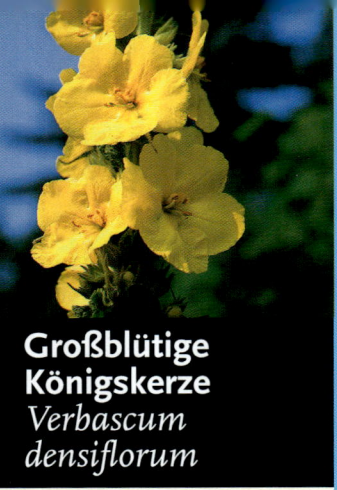

Großblütige Königskerze
Verbascum densiflorum

- Braunwurzgewächse
- Juli bis September
- 50–200 cm

Merkmale

Zweijähriges Kraut mit aufrechtem, wollig behaartem Stängel; Stängelblätter länglich oval, weit herablaufend; Blüten gestielt, 2–4 cm breit, hellgelb, zahlreich in langer Traube.

Mehr zeigen als haben

Die Staubblattstielchen sind bemerkenswert dicht behaart und sehen aus wie riesige Pollenmengen. Der Werbetrick funktioniert: Bienen und Hummeln lassen sich vom vermeintlichen Superangebot täuschen und fliegen darauf. Tatsächlich sind die Pollensäcke recht klein.

In manchen Gegenden, vor allem in Süddeutschland, nennt man die schmucke **Königskerze** auch Wetterkerze. In den früheren Bauerngärten galt sie als Zaubermittel gegen Blitzschlag. Die duftenden und leicht nach Honig schmeckenden Blüten dieser und nahe verwandter Arten, die man wegen ihrer Behaarung auch Wollblumen nennt, enthalten neben Flavonoiden und anderen interessanten Verbindungen Schleimstoffe und Saponine. Traditionell nutzt man deren reizmildernde und auswurffördernde Wirkung in Zubereitungen gegen Husten, Bronchitis und sonstige Katarrhe der Atemwege. Empfohlen wird eine Mischung zusammen mit anderen Drogen, beispielsweise mit Anis- oder Fenchelfrüchten, Eibisch und Veilchen, als Aufguss (ein bis zwei Teelöffel Mischung/Tasse, gut 10 min ziehen lassen).

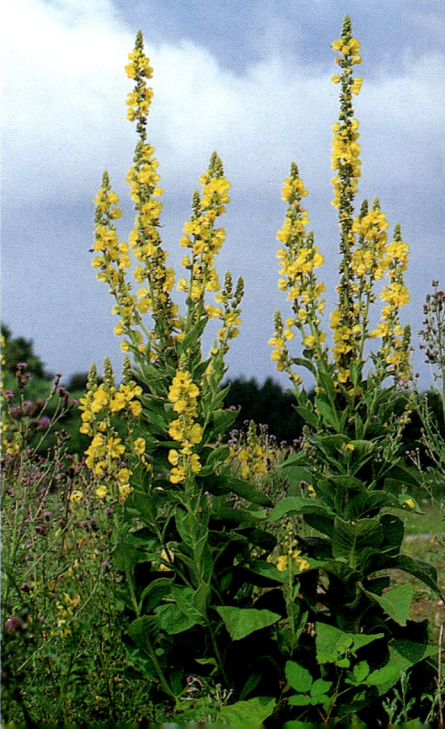

Purpur aus der Färberwurzel

Der Wurzelstock verfärbt sich beim Anschneiden blutrot – ein Merkmal, das nicht nur den Namen lieferte, sondern auch die Teilkarriere als pflanzliches Textilfärbemittel begründete. Der zweite Artname Tormentill bezieht sich auf dessen seltsame Form, denn er ist wie durch eine Tortur verdreht.

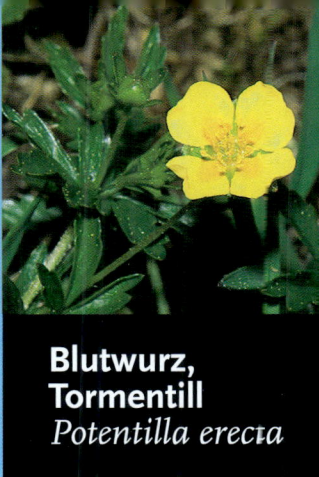

Blutwurz, Tormentill
Potentilla erecta

- Rosengewächse
- Mai bis August
- 10–40 cm

Merkmale
Staude mit liegendem oder aufsteigendem Stängel; Rosettenblätter lang gestielt, grob gezähnt mit längerem Endzahn; Blüten bis 1 cm breit, gelb, lang gestielt, einzeln.

Im Bau der Pflanze kommen fast alle wichtigen Symbolzahlen vor – die Grundblätter sind dreizählig, die Blüten überwiegend vierzählig, die Stängelblätter aber fünfzählig handförmig gefiedert. Der Wurzelstock enthält Gerbstoffe vom Catechin-Typ. Man verwendet **Blutwurz** daher gegen Halsentzündungen oder Schleimhauterkrankungen im Mund. Nicht minder bedeutsam ist die Wirksamkeit bei Magenschleimhautentzündungen und Darmstörungen mit Durchfällen. Empfohlen wird neben Fertigarzneien das in trockenem Rotwein aufgeschwemmte Wurzelstockpulver (ein Teelöffel/Glas). Die Droge sollte allerdings nicht allzu lange gelagert haben. Die Homöopathie verwendet die Pflanze, angelehnt an die Färbung der Wurzelorgane, auch zur Stillung von Blutungen.

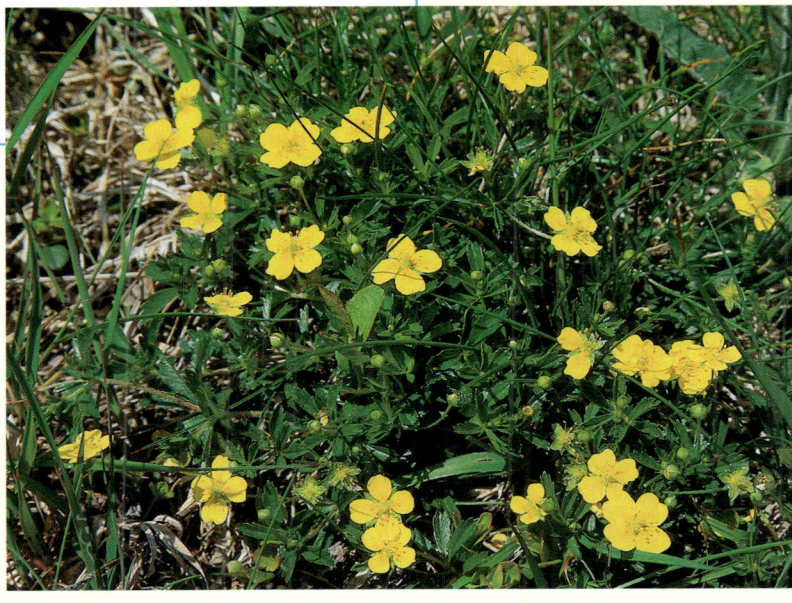

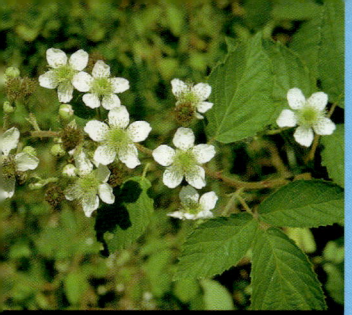

Echte Brombeere
Rubus fruticosus

▸ Rosengewächse

▸ Juni bis Juli

▸ 50–200 cm

Merkmale

Kletterstrauch; Stängel kräftig, etwas kantig, liegen, steigen auf oder hängen über, stachelig; Blätter oft wintergrün; Blüten reinweiß oder leicht rosa; Sammelsteinfrucht glänzend schwarz.

Art in akuter Auflösung

Im Unterschied zur zahmeren Himbeere, deren dünne Stacheln sich nicht so rücksichtlos an Haut, Hemd oder Hose verhaken, sind Brombeeren überaus formenreich – ein eindruckvolles Musterbeispiel aktuell ablaufender Evolution, denn die Stammart hat sich bereits in zahlreiche Kleinarten fortentwickelt.

Auch wenn Fachleute allein für Westdeutschland bereits mehr als 60 Brombeer-Kleinarten verzeichnen, ist die Kenntnis dieser komplizierten Verwandtschaft für die Praxis entbehrlich. Die wohlschmeckenden Brombeeren sind Sammelsteinfrüchte – jeder Einzelteil davon ist sozusagen eine „Minikirsche". Der daraus zubereitete Saft ist vitaminreich und hilft gegen Heiserkeit und Halskatarrhe. Einen Aufguss der getrockneten Blätter der **Brombeere** (ein bis zwei Teelöffel/Tasse) nimmt man zum Gurgeln bei Entzündungen im Mund-/Rachenraum und gegen Durchfall. Brombeer- und Himbeerblätter (kleines Bild links unten) schmecken im Tee sehr angenehm und sind deswegen Bestandteil vieler Haus- und Heilteemischungen. Frisch gesammelte Blätter hält man zum Fermentieren einige Tage in der Wärme feucht und trocknet sie dann.

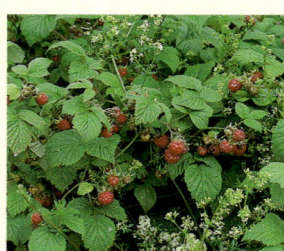

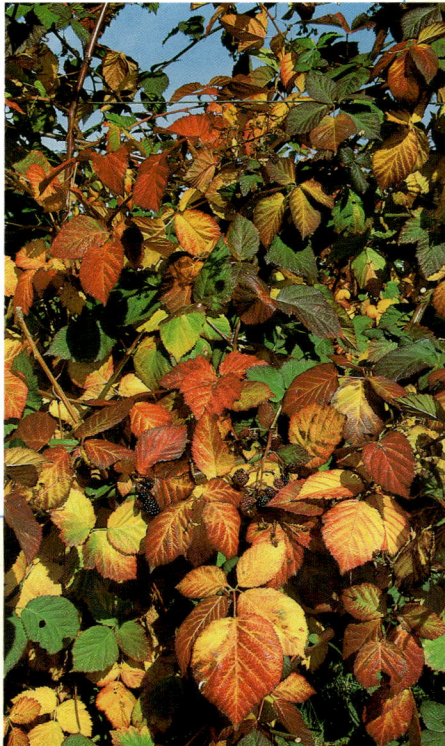

Dufte Zutat für allerhand Gebräu

Der angenehm süße und anhaltend intensive Duft der Blüten durchdringt einfach alles. Früher verwendete man diesen heftigen Aromaschocker für Met und Bier. Heute setzt man die Pflanze eher sparsam ein – beispielsweise in Süßspeisen, Gelee, Saft oder Fruchtwein.

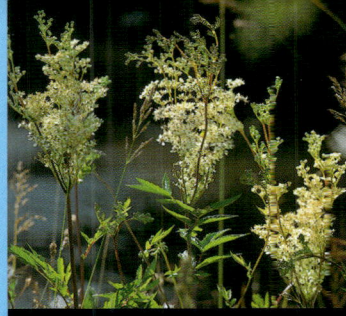

Echtes Mädesüß
Filipendula ulmaria

> **Rosengewächse**
> **Juni bis Juli**
> **100–150 cm**

Merkmale

Kräftige Staude mit aufrechtem, verzweigtem, kantigem, kahlem Stängel und kriechendem Wurzelstock; Blätter abwechselnd mit großen und kleinen Fiedern.

Die Pflanze mag es richtig feucht – in Nasswiesen, entlang von Gräben und in Auengebüschen ist sie zu Hause und bildet hier mitunter ausgedehnte Bestände. In allen Teilen und vor allem in den Blüten enthält das mit seinem starken Duft die Mahd und das Met versüßende **Mädesüß** geringe Mengen freier Salicylsäure und deren Verbindungen – Wirkstoffe, die man auch in der Weidenrinde fand und die, chemisch leicht abgewandelt, den Erfolg des Arzneimittels Aspirin begründet haben. Als volkstümliches Mittel nimmt man außer für Duftsträuße einen Aufguss (ein bis zwei Teelöffel getrocknete Blüten/Tasse, 5 min ziehen lassen) zur Fiebersenkung bei Erkältungskrankheiten und für Schwitzpackungen, außerdem als harntreibendes Mittel. Die Homöopathie empfiehlt die Pflanze gegen Rheuma und Gicht.

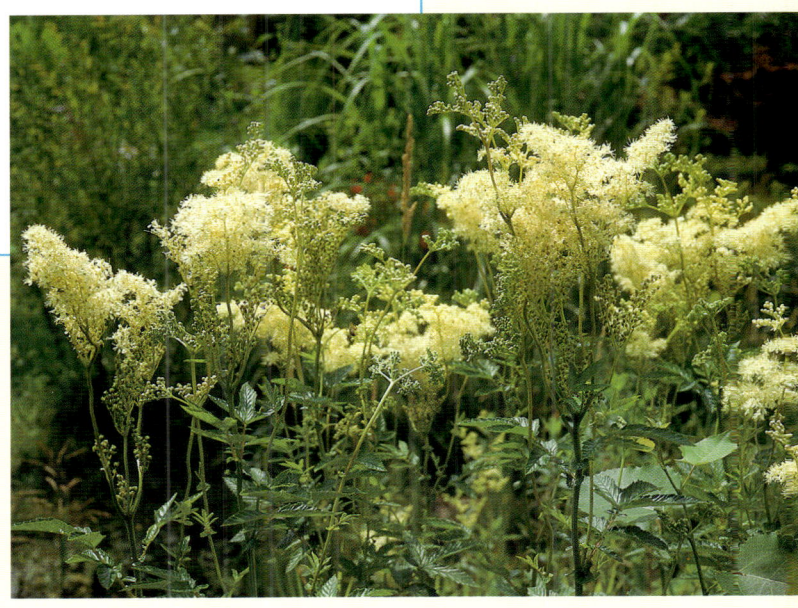

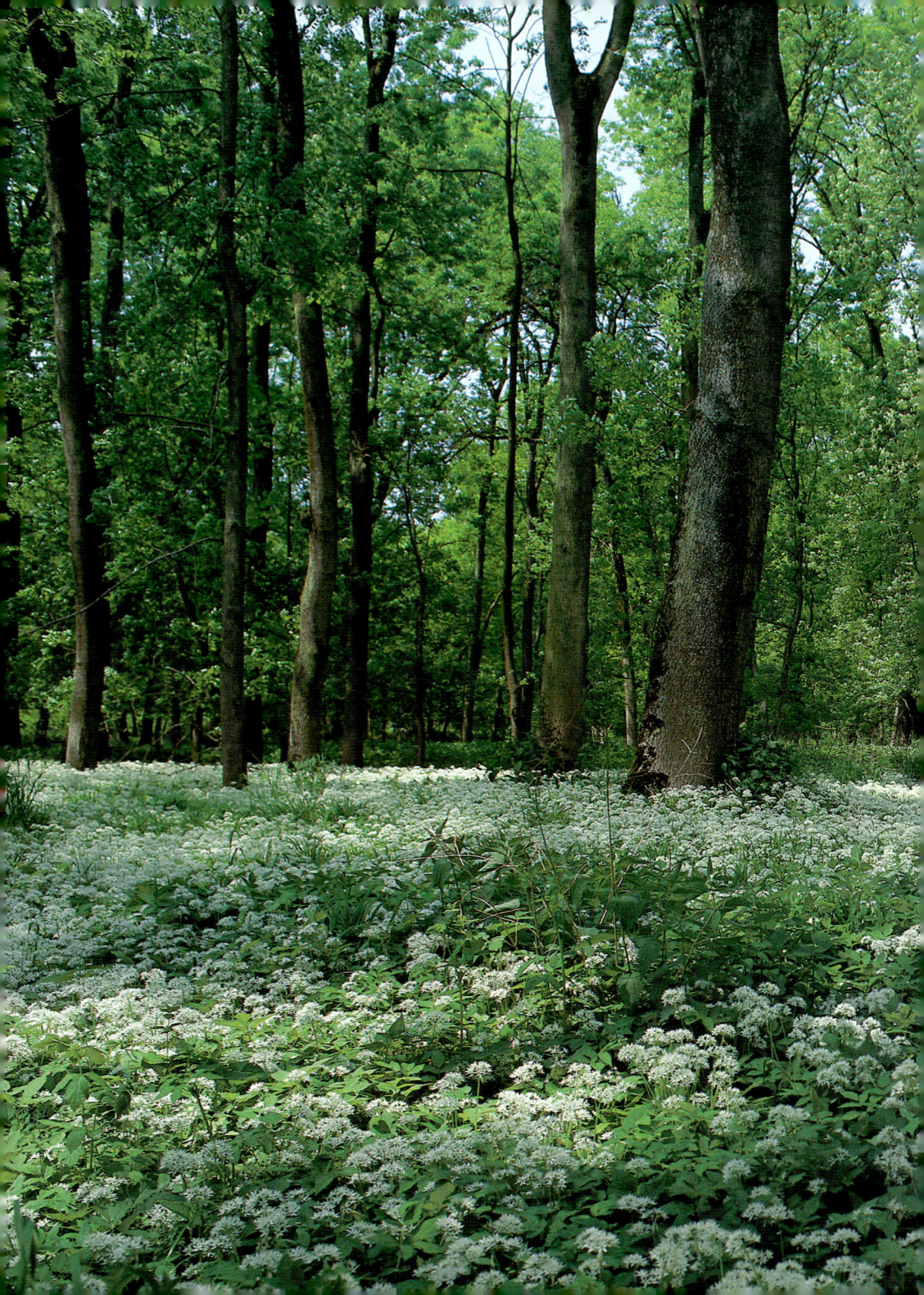

Heilendes für Herz und Kreislauf

Herzensangelegenheiten – Das Blut erfüllt im Körper vielfältige Transportaufgaben. Auch die entlegendsten Regionen wie die Zehenspitzen sind an die Versorgungsleitungen angeschlossen, die einerseits eine sehr wirksame Warmwasserheizung darstellen und andererseits vielerlei Stoffe verteilen. Mehrere zehntausend Kilometer ist das Blutgefäßsystem eines erwachsenen Menschen lang. Verständlich, dass man diese Leitungsbahnen unbedingt gesund erhalten muss. Nachteilige Gefäßveränderungen gehören jedoch zu den häufigsten Zivilisationskrankheiten. Oft wird davon auch das Herz – dessen Pumpleistung in jeder Minute einmal unsere gesamte Blutmenge bewegt – in Mitleidenschaft gezogen. Während man, außer durch gesunde Ernährungsweise und angepasstes Konsumverhalten, das Gefäßsystem mit bewährten Kräutern wie Knoblauch oder Bär-Lauch auch selbst in gutem Zustand halten kann, gehören andere Heilpflanzen, die anerkanntermaßen zu Herzen gehen, ausschließlich in die Hand des Arztes. Dieses Kapitel berichtet von herz- und kreislaufwirksamen Arzneipflanzen, von denen viele auch in der modernen Medizin immer noch unentbehrlich sind.

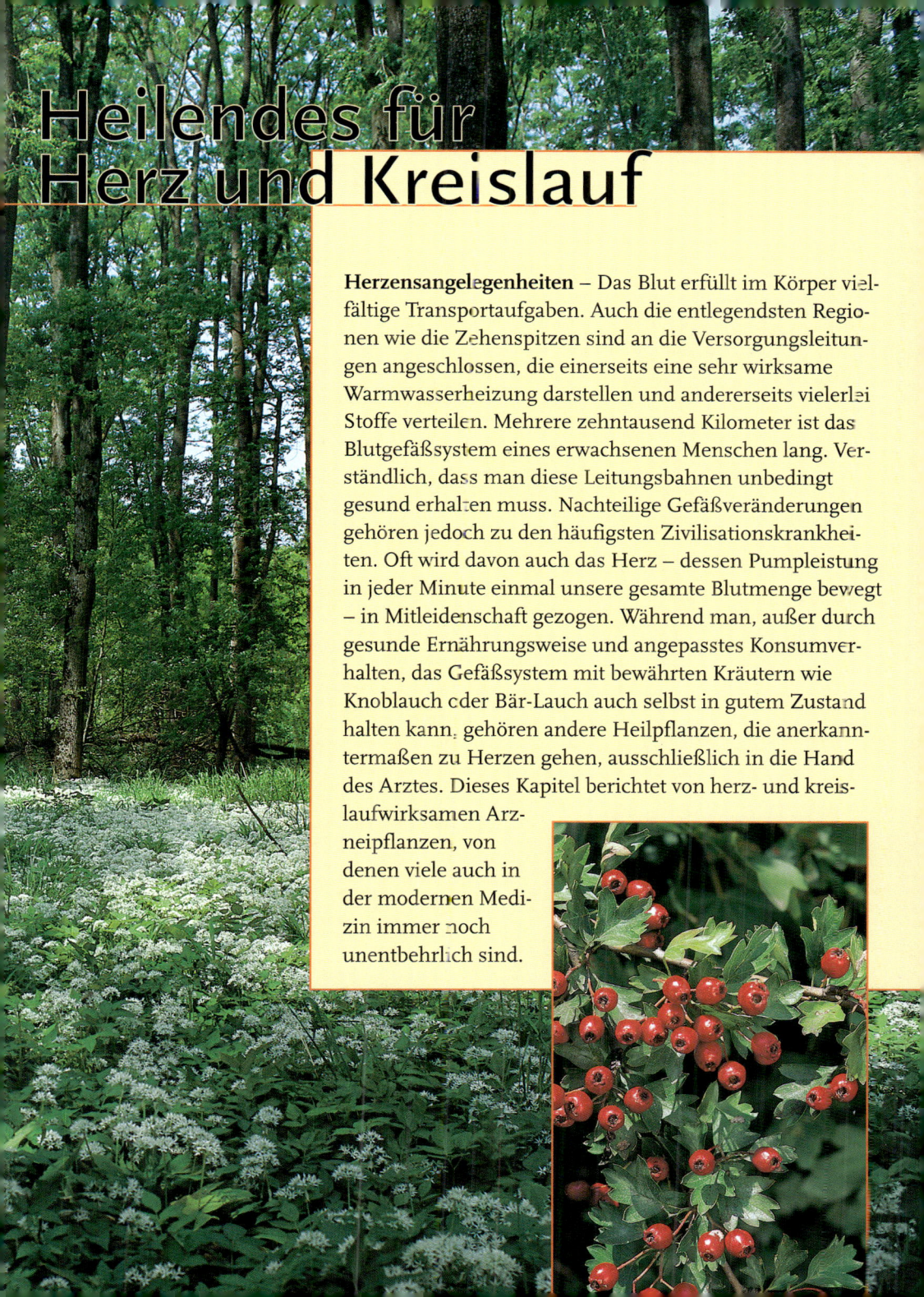

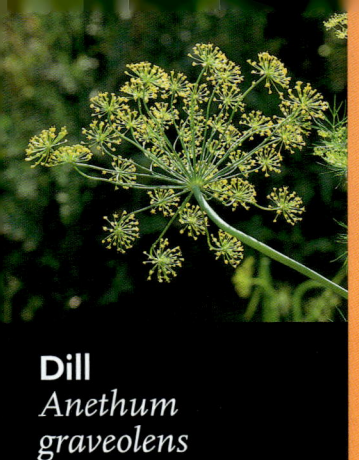

Dill
Anethum graveolens

- ▸ **Doldenblütler**
- ▸ **August bis September**
- ▸ **40–120 cm**

Merkmale

Einjähriges Kraut mit aufrechtem und – im Unterschied zum Fenchel – röhrigen Stängel, meist unverzweigt, fein längsstreifig; Blätter fiederschnittig mit schmalen Zipfeln.

Frisches Kraut und reife Früchte

Möglicherweise kommt der von Linné gewählte Gattungsname schon aus dem Altägyptischen. Bereits die antiken Autoren erwähnen *Anethum* ohne weitere Erklärung und schwärmen von seiner vielseitigen Verwendung als Kräuterwürze und Kräutermedizin.

Meist trifft man die aus Vorder- und Südwestasien stammende Kulturpflanze in Gärten an, denn sie verwildert nur selten. **Dill** enthält in allen Teilen ätherisches Öl mit zahlreichen Aromastoffen. Traditionell verwendet man vor allem die breit ovalen Früchte in Fertigarzneien oder als Aufguss (ein bis zwei Teelöffel Früchte/Tasse, 5 min ziehen lassen) bei Appetitlosigkeit, Blähungen, Verdauungsstörungen sowie bei mangelnder Milchsekretion. Das durch Destillation gewonnene Dillöl ist Bestandteil von Kräuterlikören und Aperitifs. Das frische Kraut setzt die Homöopathie seit einiger Zeit gegen Bluthochdruck ein. In der Kräuterküche dient das frische Kraut als Gewürz für Gurken (daher mitunter auch Gurkenkraut genannt) sowie zur geschmacklichen Abrundung von Salaten und besonders von Fischgerichten.

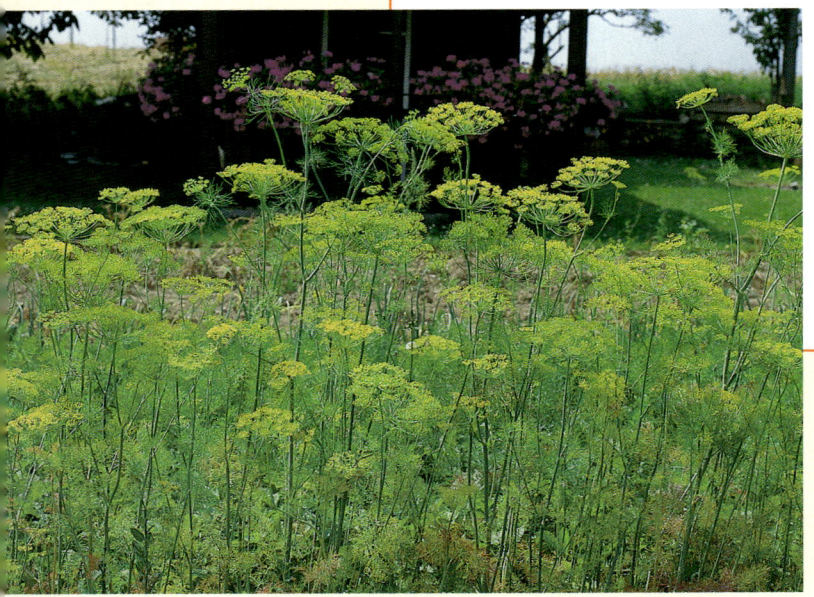

Gefährliche, aber nützliche Schönheit

Nicht nur der Mensch findet den Oleander ausgesprochen attraktiv: In seiner
Heimat werden duftenden Blüten besonders gerne von Nachtfaltern angeflogen. Die leicht graugrünen Blätter
sind die Nahrung der Raupe des Olean-
derschwärmers. Die Giftstoffe sind für
die Tiere kein Problem.

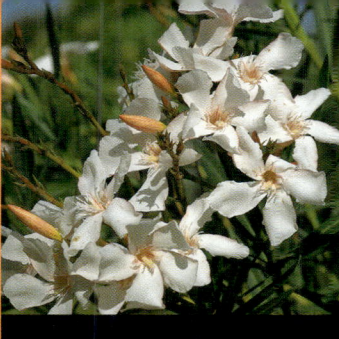

Oleander
Nerium oleander

In seiner südalpinen Heimat siedelt dieser dekorativ blühende Strauch an felsigen Abhängen und in den Schot-
terbetten austrocknender Fließgewässer. Außer im
Mittelmeergebiet ist **Oleander** in zahlreichen Sorten
als Ziergehölz in den Wärmeregionen nahezu weltweit
verbreitet und vielfach eingebürgert. In allen Teilen,
besonders aber in den ledrigen, am Rande leicht umge-
rollten Blättern sind herzwirksame Glykoside (Cardenolide) enthalten, woraus sich deren besondere Giftigkeit
erklärt. Standardisierte Fertigarzneien, die nur auf ärztliche Veranlassung genommen werden dürfen, verwendet
man bei Herzschwä-
che bzw. Herzleis-
tungsminderung.
Ähnlich setzen auch
homöopathische
Zubereitungen an.
Von der Selbstmedika-
tion ist diese Pflanze
daher grundsätzlich
ausgeschlossen. Die
ledrigen, steifen Blät-
ter stehen modellhaft
für die mediterrane
Hartlaubvegetation.

▸ **Hundsgiftgewächse**
▸ **Juni bis Oktober**
▸ **2–4 m**

Merkmale
Immergrüner Strauch mit
geraden Ästen und Zweigen;
Blätter kurz gestielt, zu zwei
bis vier in Quirlen, lanzettlich, ledrig derb, mit kräftigem
Mittelnerv; Blüten etwa 3 cm
breit, weiß, rosa oder rot.
Giftig!

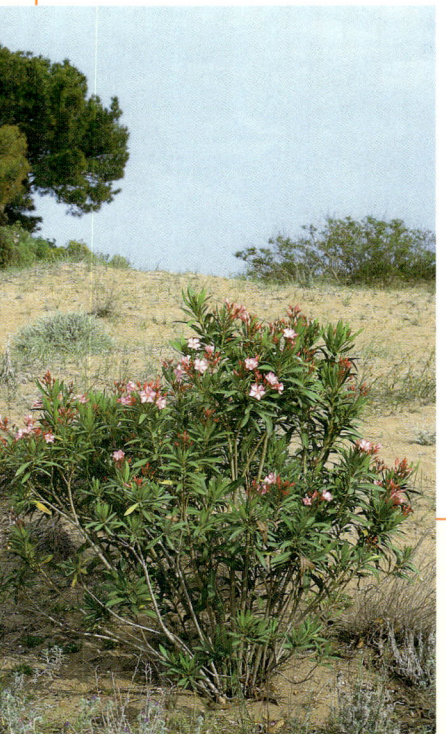

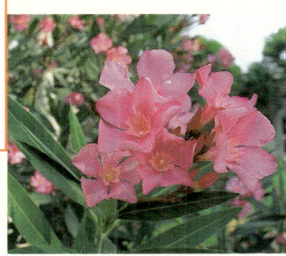

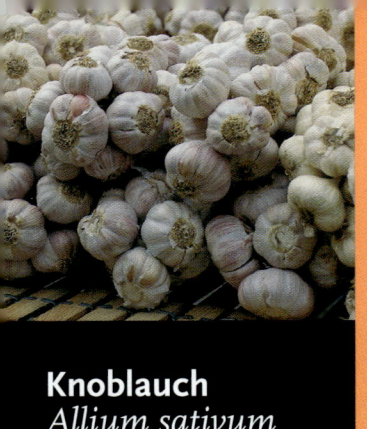

Knoblauch
Allium sativum

- Zwiebelgewächse
- Juni bis August
- 20–60 cm

Merkmale

Mehrjährige Zwiebelpflanze; Blätter flächig, 2–3 cm breit, bis 30 cm lang, gekielt, am Rand rau; die Hauptzwiebel treibt den Blütenstand, die Tochterzwiebeln bilden die bekannten Knoblauchzehen.

Der Tanz der Vampire – empfindlich gestört

Vermutlich hält die heftige Duftnote von Knoblauch Graf Dracula und sein klappriges Gefolge von ihrem blutrünstigen Tun ab – so will es jedenfalls eine moderne Legende. Seit dem Altertum schätzt man an dieser Pflanze jedoch ganz andere Qualitäten.

Die aus Zentralasien stammende Art ist eine alte Kulturpflanze. Vor allem die Zwiebel enthält ätherisches Öl mit Alliin und ähnlichen Verbindungen, aus dem das arzneilich wirksame Allicin und daraus durch weiteren Stoffwechsel der meist unangenehm empfundene Knoblauchgeruch entsteht. Verwendet wird die getrocknete und gepulverte Zwiebel. Neuere Forschungen zeigten, dass die Knoblauchwirkstoffe die Blutfettwerte verbessern, den Blutdruck senken und zudem kleine Blutgerinnsel auflösen können. **Knoblauch** ist daher in zahlreichen Fertigarzneien zur Vorbeugung von Arteriosklerose und anderen Gefäßveränderungen enthalten. In der Küche würzt man mit dem Presssaft der Knoblauchzehen Suppen, Saucen sowie Fleischgerichte. Starken Knoblauchgeruch neutralisiert man entweder mit Zitrone oder mit Petersilie.

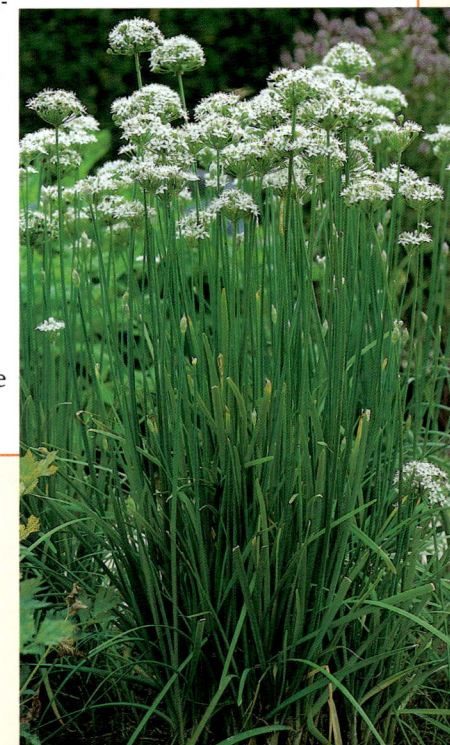

Würzkraut vom Waldboden

Von der Edda, der germanischen Mythensammlung, über die bedeutenden Kräuterbücher der frühen Neuzeit bis in die modernste Arzneiliteratur zieht sich die Spur ihrer Lobpreisungen. Wunder wirken kann sie zwar nicht, aber äußerst hilfreich ist diese Pflanze erwiesenermaßen.

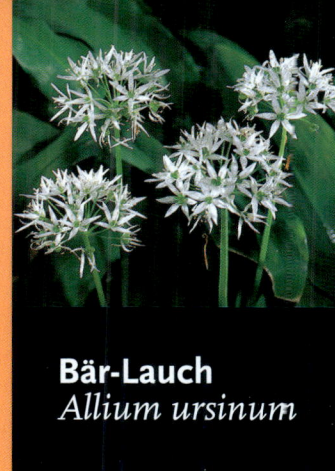

Bär-Lauch
Allium ursinum

▸ **Zwiebelgewächse**
▸ **April bis Mai**
▸ **15–40 cm**

Merkmale
Mehrjährige Zwiebelpflanze mit nur zwei grundständigen Blättern, elliptisch lanzettlich, glattrandig, dunkelgrün; Blüten 1–2 cm breit, weiß, in endständiger Scheindolde.

Ähnlich, aber weniger durchdringend als beim Knoblauch ist das aparte Laucharoma seines heimischen Verwandten, der in schattigen, humusreichen Laub- und Auenwäldern unglaubliche Blütenteppiche hervorzaubert. Vergleichbar ist auch die Zusammensetzung seiner Wirkstoffe. Setzte man den **Bär-Lauch** bisher überwiegend zur Behebung von Magenverstimmungen und Verdauungsstörungen ein, steht heute eher seine günstige Wirkung auf Blutfettwerte und Blutdruck im Vordergrund. Die frischen, fein gehackten Blätter nimmt man zum Aromatisieren von Quarkspeisen und als Brotaufstrich. Eine geschätzte Würzzutat sind sie auch in Kräutersaucen, Suppen und zu Fleischgerichten. Garen mildert übrigens das Aroma. Bär-Lauch lässt sich – am besten aus Samen – unter Sträuchern oder Bäumen auch leicht im eigenen Garten ansiedeln.

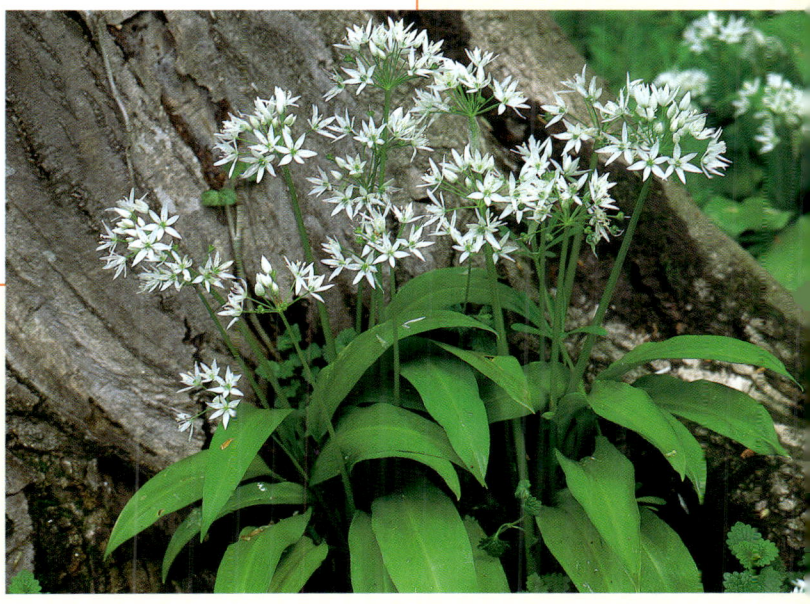

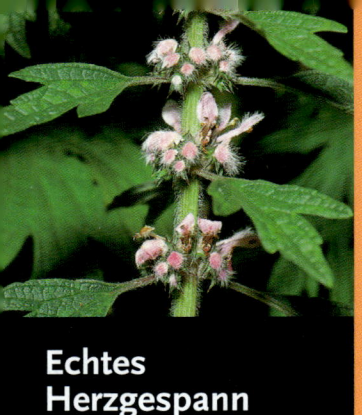

Echtes Herzgespann
Leonurus cardiaca

- Lippenblütler
- Juli bis September
- 50 – 150 cm

Merkmale

Staude mit aufrechtem, festem, wenig verzweigtem Stängel, oft rötlich überlaufen; Blätter zipflig, behaart, graugrün; Blüten in den oberen Blattachseln, hell- oder fleischrosa.

Samtweich statt löwenstark

Der von Linné eingeführte wissenschaftliche Gattungsname *Leonurus* bedeutet Löwenschwanz – angeblich, weil der dicht gedrängte Blütenstand an die Schwanzquaste eines Löwen erinnert. Vermutlich verwechselte er die Originalbeschreibung mit einer in Südafrika beheimateten Art.

Seit der Jungsteinzeit ist die aus Asien stammende dekorative Art Kulturfolger – heute wächst sie meist auf stickstoffreichen Böden in Ruinengelände, oft auch als Relikt aus früheren Burggärten. Die frisch leicht unangenehm duftende Pflanze führt zahlreiche Inhaltsstoffe wie Bitterstoffe, Glykoside, Alkaloide und Flavonoide. **Herzgespann** senkt den Blutdruck und wird – ähnlich wie Baldrian – bei Angstzuständen, nervöser Erregung, Schlaflosigkeit und klimaterischen Beschwerden verordnet, meist in Verbindung mit anderen Heilpflanzen. Auch die Homöopathie empfiehlt Herzgespann bei Herzbeschwerden. Als Beruhigungstee besonders für ältere Patienten dient ein Auszug (zwei Teelöffel zerkleinertes getrocknetes Kraut/Tasse, 10 min ziehen lassen oder als Kaltauszug, möglichst ungesüßt trinken).

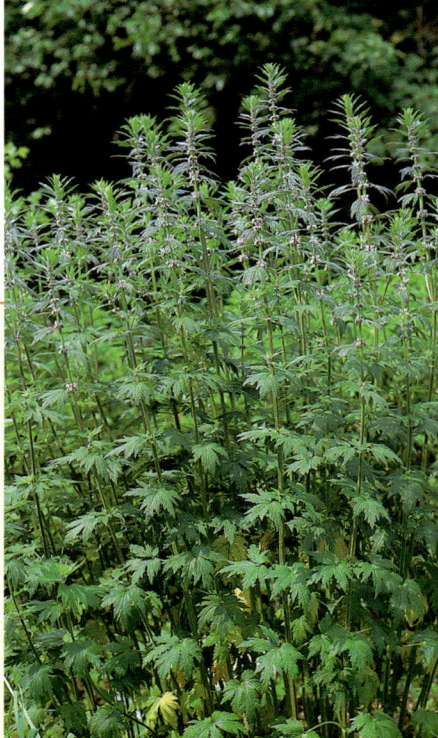

Biblischer Ruhm und Brautsymbol

Möglicherweise hat bereits das Hohelied Salomons im Alten Testament mit der „Lilie der Täler von Saron" das Maiglöckchen gemeint. Entsprechend schmückt es seit dem Mittelalter Verlöbnis- und Hochzeitsbilder. Eine besondere Herzensangelegenheit ist es auch nach moderner Einschätzung.

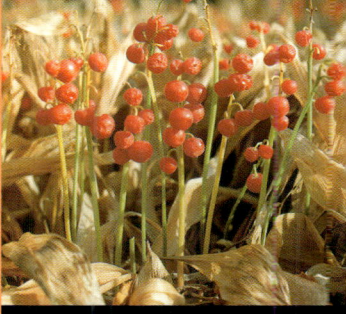

Maiglöckchen
Convallaria majalis

▸ Maiglöckchengewächse
▸ Mai bis Juni
▸ 10 – 30 cm

Merkmale
Staude; meist nur mit zwei aufrechten, längsstreifigen, glattrandigen Blättern; Blüten glockig, um 5 mm breit, einseitswendige Traube. Geschützt!
Giftig!

Erst im Laufe des 17. Jahrhunderts wurde man allmählich auf die herzwirksamen Inhaltsstoffe aufmerksam: Alle Teile des Maiglöckchens enthalten zahlreiche Glykoside (Cardenolide), mit denen man seither Herzschwäche, chronische Herzschäden und verschiedene weitere Kreislaufbeschwerden behandelt. Verwendet werden Maiglöckchenblätter und -blüten, allerdings nur auf ärztliche Verordnung und in Fertigarzneien mit genau eingestelltem Wirkstoffgehalt. Auch die Homöopathie empfiehlt **Maiglöckchen** gegen nervöse Herzstörungen. Der versehentliche Verzehr von Blättern oder Blüten führt im Magen-Darm-Bereich zu Reizerscheinungen mit starker Übelkeit und Erbrechen. Herz- oder Kreislaufschädigungen sind dabei weniger zu erwarten. Für die Selbstmedikation ist die Pflanze natürlich nicht geeignet.

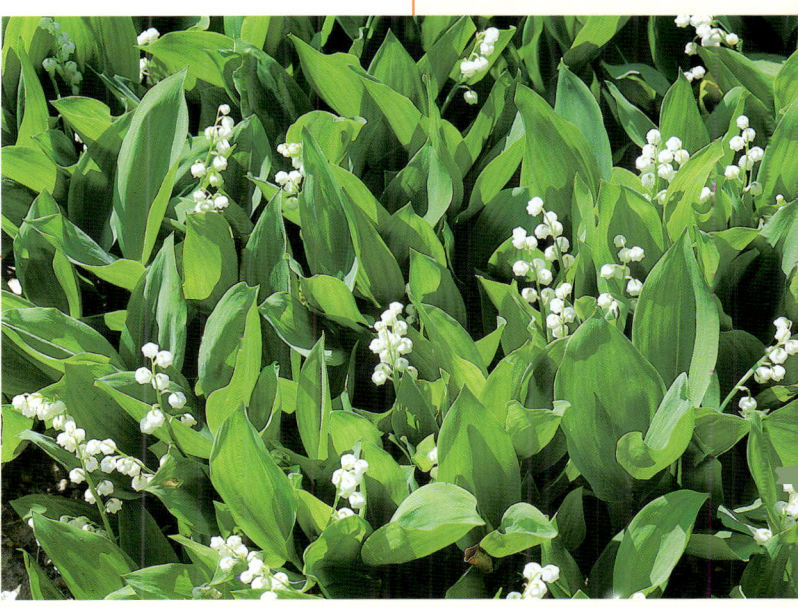

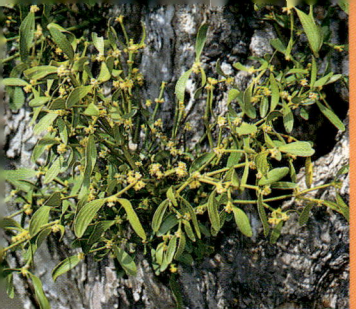

Laubholz-Mistel
Viscum album

- Mistelgewächse
- März bis Mai
- bis 1 m

Merkmale

Immergrüner, regelmäßig gabelig verzweigter, kugeliger Strauch; Zweige gelblich grün, biegsam, kahl, rundlich; Blätter gegenständig, sitzend, ledrig derb; Blüten unscheinbar, grünlich gelb.

Giftig!

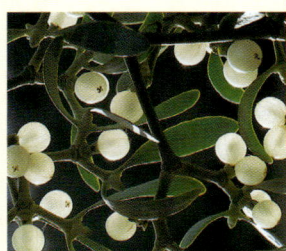

Abgehobene Lebensweise

Als Halbparasit entnimmt die Mistel ihrer Wuchsunterlage lediglich Wasser und die darin gelösten Mineralsalze, nicht dagegen organische Baustoffe aus der Produktion des Wirtes. Die Schädigung des Trägerbaums hält sich so meist in Grenzen – nur massiver Besatz wird zum Problem.

Pappeln, Weiden, Birken, Hainbuchen, Robinien, Kastanien und Obstgehölze (vor allem Apfelbäume), nicht dagegen Buchen oder Eichen, sind ihre wichtigsten Trägerbäume. Als Dekorationsmaterial beliebt sind die kugeligen Scheinbeeren mit dem stark klebrigen Fruchtfleisch. Die **Mistel** enthält ein komplexes Stoffgemisch mit vielen Bestandteilen, u. a. auch Lektine. Die spätestens seit Asterix und Obelix bekannten Wirkkräfte lassen sich allerdings nicht in einfachen Teezubereitungen oder Hausmitteln nutzen, sondern erfordern spezielle Zubereitungen. Für die Selbstmedikation ist die Mistel völlig ungeeignet.

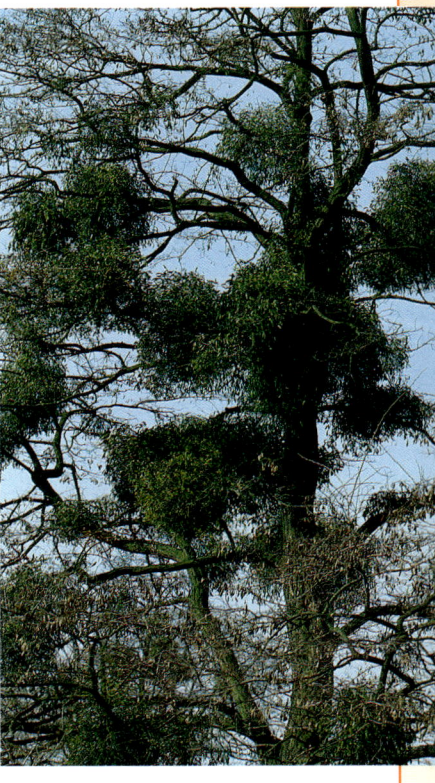

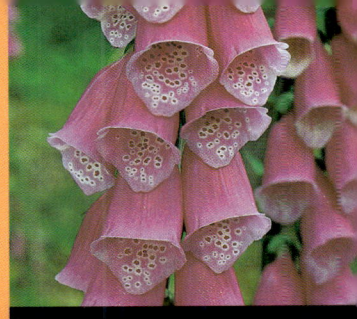

Aufsteiger und Etikettenschwindel

Hummeln als wichtigste Besucher arbeiten sich im Blütenstand, der immer zum einfallenden Licht ausgerichtet ist, von unten nach oben vor – das garantiert die wichtige Fremdbestäubung. Die auffälligen Flecken am Blüteneingang deutet man als vielversprechende Staubblattattrappen.

Roter Fingerhut
Digitalis purpurea

▸ **Braunwurzgewächse**
▸ **Juni bis August**
▸ **50–150 cm**

Merkmale

Staude mit meist unverzweigtem, aufrechtem Stängel; Rosettenblätter 20–30 cm lang, oberseits flaumig, Stängelblätter meist sitzend, runzlig; Blüten in schlanker, einseitswendiger Traube.
Giftig!

Auf leicht sauren, frischen Böden in Wäldern, an Waldwegen und auf Lichtungen vor allem im Westen ist die Art nicht selten. Häufig sieht man sie auch als Zierpflanze in Gärten. In allen Teilen enthält der attraktive **Rote Fingerhut** zahlreiche herzwirksame Glykoside, die man lange Zeit bei Herzschwäche zur Förderung der Kontraktionskraft des Herzmuskels in reiner Form und nur in genau eingestellten Fertigarzneien einsetzte. Die förderliche Dosierung der Wirkstoffe ist nicht einfach. Heute verwendet man meist andere und kontrollierter wirksame Medikamente. Für die Selbstmedikation ist die Pflanze wegen ihrer Giftigkeit ungeeignet. Wenn die stark bitter schmeckenden Blätter nicht erbrochen werden, dann führen ihre Inhaltsstoffe zu Sinnesstörungen, Unregelmäßigkeit der Atmung sowie Herzstörungen.

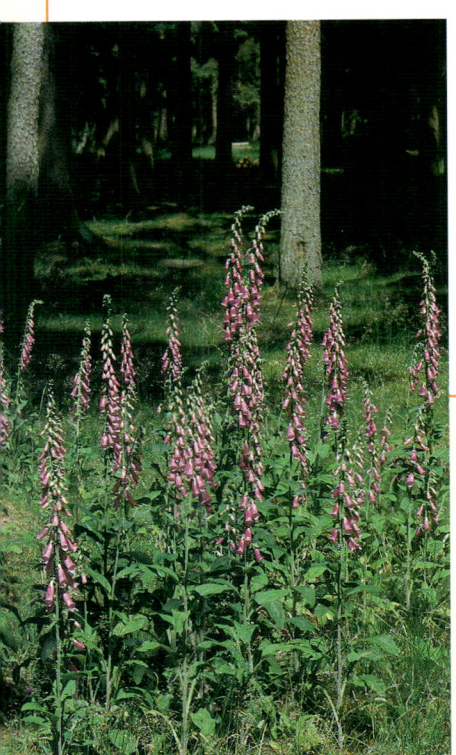

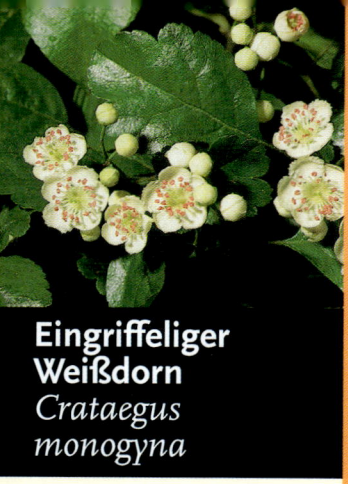

Eingriffeliger Weißdorn
Crataegus monogyna

- Rosengewächse
- Mai bis Juni
- bis 18 m

Merkmale

Sommergrüner, bedornter Großstrauch oder kleiner Baum; Blätter lang gestielt, im Umriss rautenförmig, bis über die Spreitenmitte gebuchtet, nur vorne fein gesägt; Apfelfrucht etwa erbsengroß.

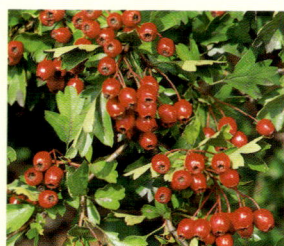

Lebensraum und Nahrungsspender

Weißdorne sind für zahlreiche heimische Kleintiere außerordentlich bedeutsam. Die Apfelfrüchte werden oft nicht im Herbst geerntet, sondern bleiben als Wintersteher am Geäst. Sie sind dann erst im Frühjahr eine willkommene Nahrung der zurückkehrenden Zugvögel.

Beim nahe verwandten und ähnlichen Zweigriffeligen Weißdorn (*Crataegus laevigata,* kleines Bild oben) reichen die Blattbuchten kaum bis zur Spreitenmitte, und die Apfelfrüchte sind mindestens zweikernig. Beide Arten bilden fruchtbare Bastarde. Hinsichtlich ihrer Inhaltsstoffe und Einsatzgebiete sind sie ebenso wie einige weitere Arten gleich zu bewerten. Die Wirkstoffe aus den Blättern und

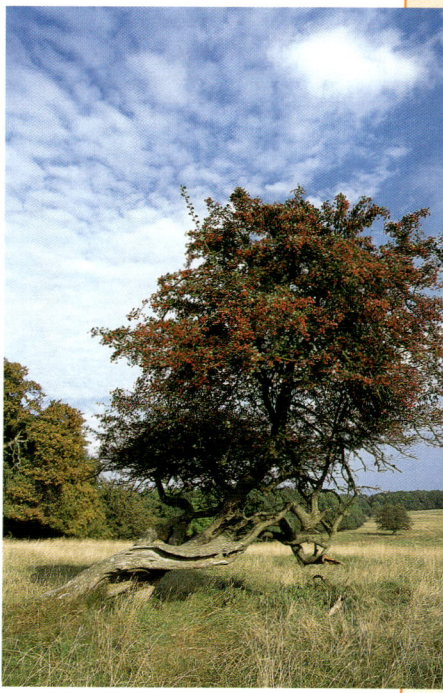

Blüten des **Weißdorn**s unterstützen die Kontraktionskraft des Herzens, erweitern die Herzkranzgefäße und senken den Blutdruck. Die Selbstmedikation ist nicht empfehlenswert oder sollte nur in enger Absprache mit dem Arzt vorgenommen werden. Die scharlachroten Früchte sind trocken und mehlig.

Besucherverkehr – durch die Ampel geregelt

Unmittelbar nach dem Aufblühen zeigen die Blüten in der Mitte ein hellgelbes Farbmal, und nur diese bieten Nektar an. An den Folgetagen verfärben sie sich über Ziegelrot nach Tiefpurpur. Sobald das Signal auf Rot steht, fliegen keine Bienen oder Hummeln mehr an.

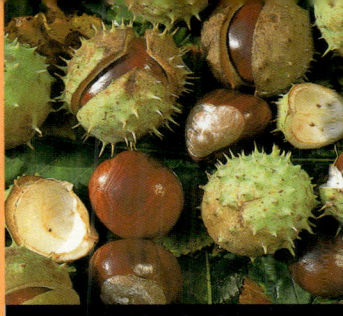

Gewöhnliche Rosskastanie
Aesculus hippocastanum

▸ Rosskastaniengewächse
▸ Mai bis Juni
▸ bis 30 m

Merkmale

Sommergrüner Baum; Triebe fast fingerdick, mit hellen Korkwarzen und großer Endknospe; Blätter gegenständig, Blattstiel am Grunde stark verbreitert, hinterlässt nach dem Laubfall hufeisenförmige Blattnarben.
Giftig!

Erstmals gelangte dieser Baum um 1570 von Konstantinopel nach Wien. Daher vermutete man die Türkei als Heimat dieser Baumart. Hier soll sie bei Pferdekrankheiten (Rosskur – daher der Name) verwendet worden sein. Erst 1879 wurden natürliche Vorkommen in Nordgriechenland entdeckt. Die reifen **Rosskastanie**n, die größten Samen in der heimischen Flora, enthalten Saponine und Flavonoidglykoside. Extrakte daraus verwendet man nur nach ärztlicher Verordnung in Fertigarzneien gegen Gefäßerkrankungen wie Krampfadern, Venenentzündungen oder Hämorrhoiden, aber auch vorbeugend gegen Thrombosen und Durchblutungsstörungen. Einzelne Wirkstoffe sind in Lichtschutzcremes enthalten. Vergleichbare Anwendungen empfiehlt auch die Homöopathie.

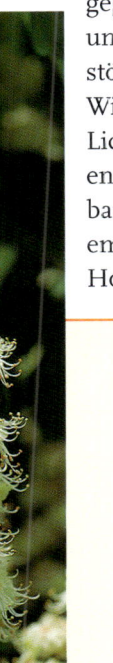

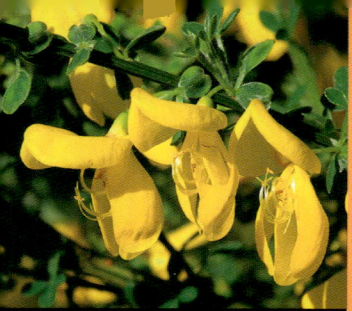

Besenginster
Cytisus scoparius

- Schmetterlingsblütler
- Mai bis Juli
- 1–2 m

Merkmale

Sommergrüner Strauch mit kantigen, grünen, rutenförmigen Zweigen; Blätter dreizählig gefiedert, fallen eventuell schon frühzeitig ab; Blüten lang gestielt, goldgelb, zu einer bis zu zweit in den Blattachseln.

Giftig!

Gespannte Verhältnisse

Staubblätter und Griffel liegen im mittleren Blütenteil, dem Schiffchen, spiralig aufgerollt und uhrenfederartig gespannt. Wenn eine dicke Hummel beim Blütenbesuch darauf landet, schnellen die Staubblätter augenblicklich heraus, verpassen ihr einen Kinnhaken und pudern sie mit Pollen ein.

In allen Teilen, besonders in den Samen, enthält die Pflanze verschiedene Alkaloide, darunter das stark wirksame Spartein. Diese Wirkstoffe verursachen bei unsachgemäßer Einnahme Vergiftungen mit starker Übelkeit und in schweren Fällen sogar Lähmungen. Medizinisch verwendet man Zubereitungen aus getrocknetem Besenginsterkraut in Fertigarzneien bei Herzrhythmusstörungen, venösen Gefäßerkrankungen und niedrigem Blutdruck. Ähnlich nutzt auch die Homöopathie den **Besenginster**. Für die Selbstmedikation ist die Pflanze ungeeignet. Technisch diente er früher zum Besenbinden, als Faserlieferant oder zum Färben. Heute pflanzt man ihn auf Rohböden und Halden zur Bodenbefestigung und -verbesserung oder einfach als Schmuckstück.

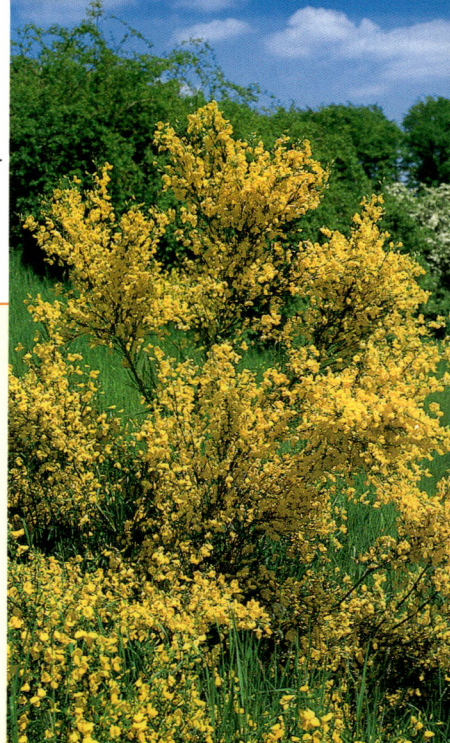

Die Blüte lässt die Hüllen fallen

Gescheine nennt der Winzer die aufrechten oder bogig abstehenden Rispen an der Basis jüngerer Triebe. Bei der Wildform sind die Blüten zweihäusig verteilt, bei der Kulturform dagegen fast immer zwittrig. Ihre Kelch- und Blütenblätter fallen sehr frühzeitig ab.

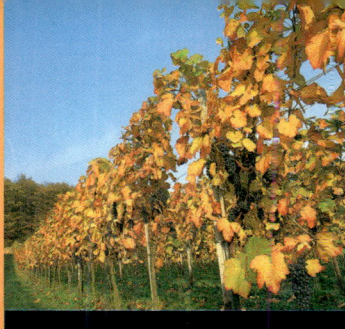

Echte Weinrebe
Vitis vinifera

▸ Weinrebengewächse
▸ Juni
▸ 5–15 m

Merkmale

Sommergrüner, mit verzweigten Ranken (= umgebildete Blütenstände) kletternder Strauch; Blätter rundlich bis herzförmig; Blüten unscheinbar, schwach duftend.

Die Wildform der Kulturreben ist heute nördlich der Alpen extrem selten. Schon die Menschen der Jungsteinzeit sammelten die Beeren, wie Traubenkernfunde in alten Siedlungshorizonten zeigen. Seit der frühen Vorantike werden veredelte Kulturreben angebaut. Im Vergleich zur Wildrebe entwickelt diese **Weinrebe** aber dickere Zweige, stärker behaarte Blätter und größere, saftreichere Beeren in vielen Farbnuancen. In den Weinbaulandschaften hat jedes Anbaugebiet seine bewährten Leitreben wie Riesling, Sylvaner, Müller-Thurgau, Gutedel, Trollinger, Portugieser oder Spätburgunder. Mehrere neuere Studien zeigen, dass besonders trockene Rotweine vorbeugend gegen Herz-Kreislauf-Störungen wirken – ein bis zwei Glas täglich verringern das Infarktrisiko in gleichem Maße wie das Einstellen des Rauchens.

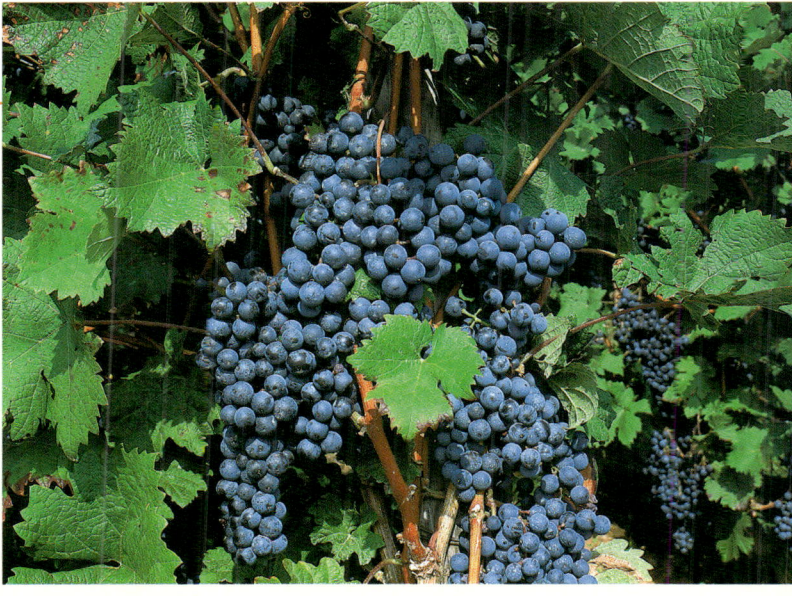

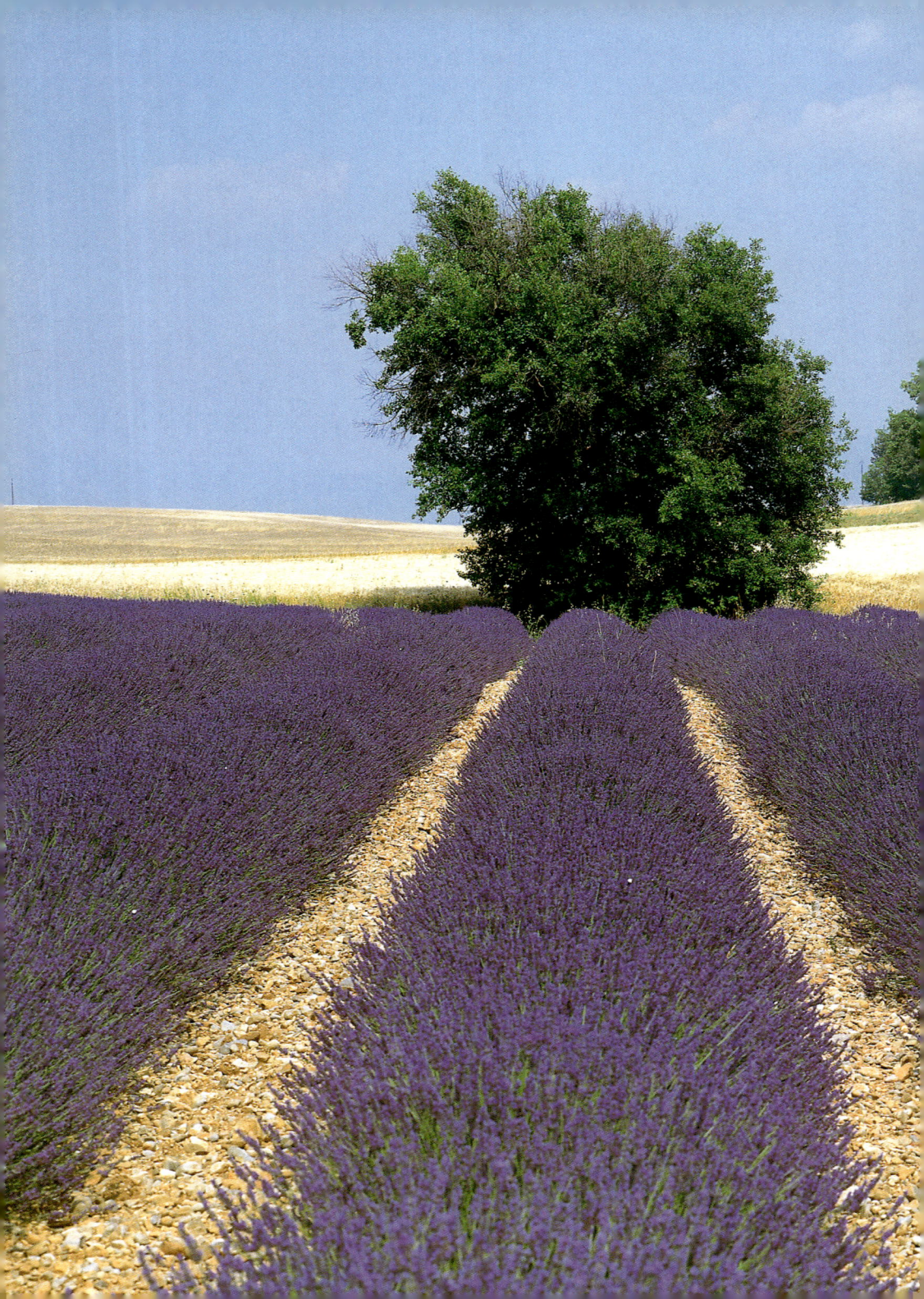

Hilfen für
Kopf und Nerven

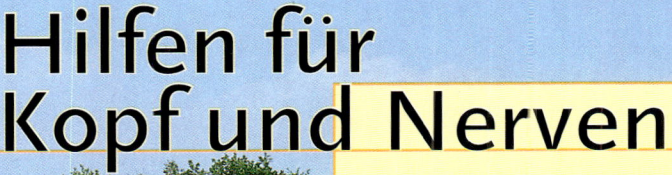

Ruhe bewahren – Wie in einer Großstadt stehen auch in unserem Körper alle Organbereiche untereinander im Direktkontakt – die Nerven verbinden sie wie durch Telefonleitungen. Sie melden, wenn es irgendwo ein Problem gibt – beispielsweise mit dem Alarmsignal Schmerz. Das Gehirn, der wichtigste Teil des Zentralnervensystems und Sitz unseres Bewusstseins, wacht als übergeordnete Schaltzentrale über viele Organfunktionen. Erstaunlicherweise führen manche Pflanzen spezielle Inhaltsstoffe, die uns ganz schön auf die Nerven gehen können. Viele davon gehören zur Stoffgruppe der Alkaloide, die in der falschen Dosierung gefährlich giftig wirken, jedoch in genau eingestellten Arzneien außerordentlich hilfreich sind. Manche beeinflussen sogar das Bewusstsein und die Schmerzempfindung. Im vierten Kapitel sind sowohl solche zum Teil äußerst wirksamen Pflanzen zusammengestellt, die nur unter ärztlicher Aufsicht verabreicht werden dürfen, als auch einige andere, mit denen man selbst die aufgereizten Nerven zuverlässig glätten kann. Also erst einmal eine Tasse (Kräuter-)Tee trinken …

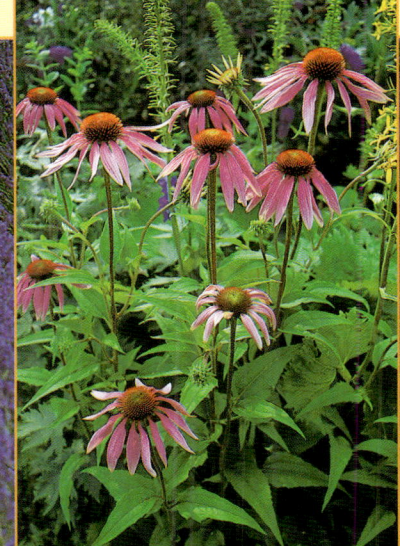

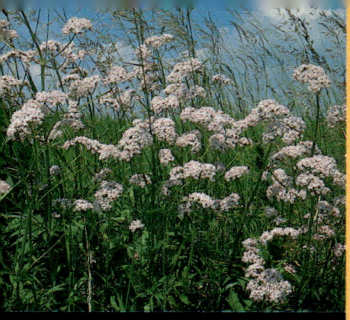

Echter Baldrian
Valeriana officinalis

- Baldriangewächse
- Mai bis August
- 60–180 cm

Merkmale

Staude mit aufrechtem, leicht gefurchtem Stängel; Blätter gegenständig, unpaarig gefiedert, Fiedern glattrandig oder gesägt; Blüten in halbkugeligen rispigen Scheindolden, weiß oder rosa.

Nicht nur für die Katz

Erst beim Trocknen entwickeln die Wurzeln den typischen Baldriangeruch. Er übt speziell auf Kater eine stark anziehende Wirkung aus und versetzt sie in Stimmung, da er dem Lockgeruch läufiger Katzen entspricht. Daher nennt man die Droge auch Katzenwurzel.

Die Pflanze mag feuchte Böden und wächst in Wiesen und Gebüschen sowie an Ufern und Gräben. Vor allem in ihren Wurzelorganen enthält sie ätherisches Öl mit den beruhigend wirkenden Valepotriaten und der krampflösenden Valerensäure. **Baldrian** verwendet man traditionell und auch in der Homöopathie bei nervösen Erregungszuständen, Schlafstörungen sowie nervösen Herz-, Magen- und Darmbeschwerden, 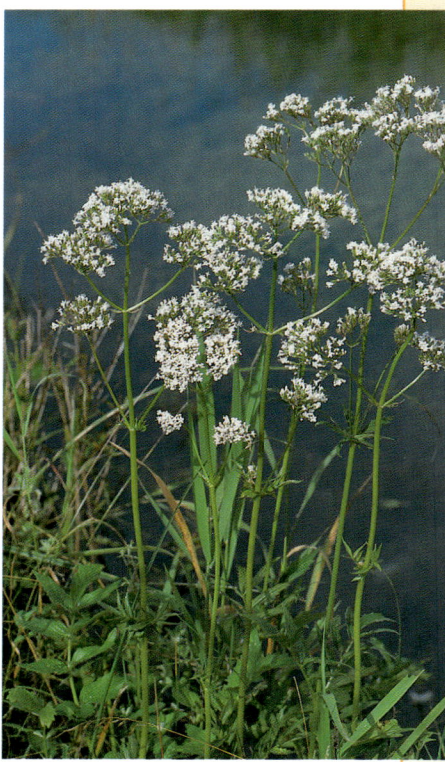 entweder als Aufguss (zwei Teelöffel zerkleinerter Wurzelstock/Tasse, kalt ziehen lassen), als Tinktur (= Hoffmannstropfen) oder in sonstigen Fertigarzneien. Baldrianzubereitungen nicht hoch dosieren.

Spitzenplatz in der Gift-Hitliste

Die Eisenhut-Arten gehören zu den giftigsten Pflanzen Europas. Schon 3 – 6 mg Reinsubstanz ihres Hauptbestandteils sind für einen Erwachsenen tödlich. Entsprechend können schon wenige Gramm Pflanzenmaterial lebensbedrohlich wirken.

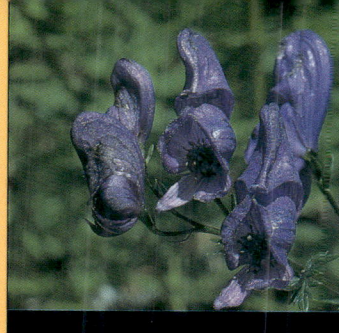

Blauer Eisenhut
Aconitum napellus

▸ Hahnenfußgewächse
▸ Juni bis August
▸ 80 – 150 cm

Merkmale
Staude mit aufrechtem, meist unverzweigtem Stängel; Blätter wechselständig, tief handförmig geteilt, mit schmalen, mehrzipfligen Abschnitten; Blüten in endständigen Trauben. Geschützt!
Giftig!

Überwiegend im Gebirge und bevorzugt in Kalkgebieten kommt der **Blaue Eisenhut** entlang von Bachufern vor, ist jedoch auch als Zierpflanze in Gärten beliebt und von daher eine mögliche Gefahrenquelle. In allen Teilen enthält er das Alkaloid Aconitin – es wirkt zunächst erregend, führt dann zu Kälte- und Taubheitsgefühl und schließlich zum Tod durch Atemlähmung. Auch die unverletzte Haut kann den Wirkstoff aufnehmen. Wegen der schwierigen Dosierung hat man die Pflanze heutzutage aus dem traditionellen Arzneischatz verbannt. Früher verwendete man sie gegen Nerven- und Muskelschmerzen, äußerlich in Salben auch gegen Zahnschmerzen (Trigeminusneuralgie). Die Homöopathie empfiehlt Eisenhut nach wie vor bei Schmerzen und Herzrhythmusstörungen.

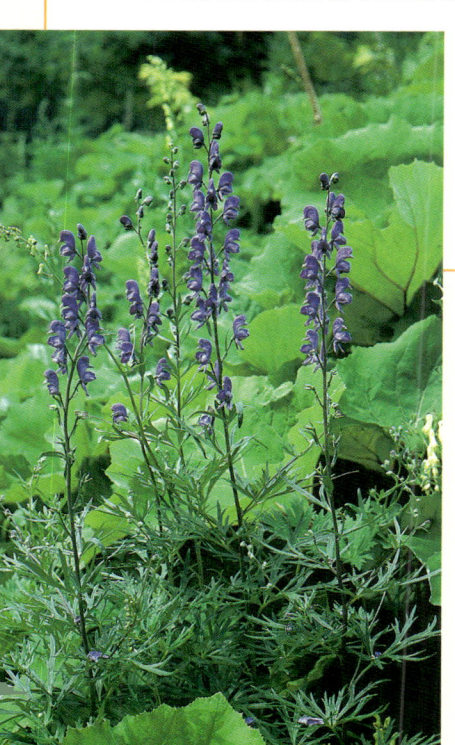

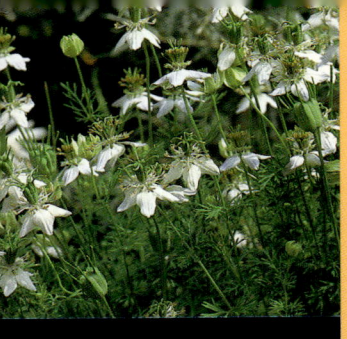

Echter Schwarzkümmel
Nigella sativa

▸ Hahnenfußgewächse
▸ Juni bis September
▸ 20–50 cm

Merkmale

Einjähriges Kraut mit aufrechtem, verzweigtem, rauhaarigem Stängel; Blätter mehrfach gefiedert mit schmalen Zipfeln; Blüten weiß, nur an den Spitzen hellblau, ohne grüne Hochblatthülle.

Schwarz und scharf

Die aus dem Jahre 812 stammende Landgüterverordnung Karls des Großen, das vermutlich von Benediktinermönchen verfasste Capitulare de villis, empfiehlt nachdrücklich den aus Westasien stammenden Schwarzkümmel als Scharfmacher für den Kräutergarten.

Weil der **Echte Schwarzkümmel** nur selten aus der Kultur verwildert, sieht man ihn fast nur in Gärten, oft auch zusammen mit der ähnlichen Jungfer im Grünen (*Nigella damascena*), deren bläuliche Blüten allerdings von einer auffälligen Hochblatthülle umgeben sind. Von der zierlichen, dekorativen Pflanze verwendet man nur die schwarzen, dreikantigen Samen. Sie schmecken pfefferartig scharf und enthalten ein fettes Öl mit ungesättigten Fettsäuren. Der Aufguss aus zerstoßenen Samen (ein Teelöffel/Tasse) wirkt gegen Blähungen und als krampflösendes Mittel bei Koliken. Neuerdings sagt man dem Echten Schwarzkümmel auch eine Steigerung der Immunabwehr nach. Dauergebrauch oder Überdosierung sind gefährlich – denn die Inhaltsstoffe sind in größerer Menge giftig.

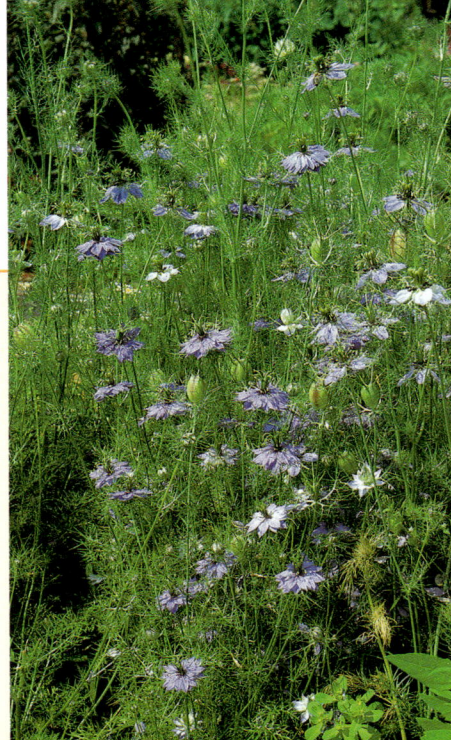

Hopfen und Malz – Gott erhalts

Die weiblichen Blüten stehen in zapfenähnlichen Scheinähren („Hopfendolden"). Innen auf den Tragblättern befinden sich goldgelbe Harzdrüsen – sie produzieren die Hopfenbitterstoffe, die man schon seit dem Mittelalter zur geschmacklichen Abrundung des Bieres verwendet.

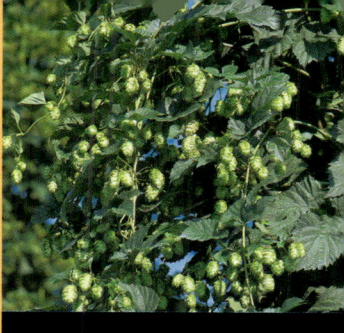

Gewöhnlicher Hopfen
Humulus lupulus

▸ Hanfgewächse
▸ Juli bis August
▸ bis 5 m

Merkmale

Sommergrüner Kletterstrauch; Stängel winden im Uhrzeigersinn (Rechtswinder); Blätter gegenständig, tief herz- bis handförmig gelappt, rau; Blüten grünlich, eingeschlechtig.

Vom Kultur-**Hopfen** baut man nur weibliche Pflanzen in Stangenkulturen an – ein Hopfengarten muss rein sein wie ein Nonnenkloster. Die in den Hopfen„dolden" enthaltenen Bitterstoffe (Lupulon, Humulon) sind chemisch mit den Bestandteilen von Rauschhanf verwandt – sie wirken außer auf den Geschmack auch beruhigend, harntreibend und antibakteriell. Gegen Nervosität und Schlaflosigkeit hilft ein Aufguss (zwei Teelöffel getrocknete Hopfendolden/Tasse, 15 min ziehen lassen) oder gleich ein gut gehopftes Bier, das in gewisser Weise ebenfalls ein Hopfenblütentee ist. Die auch vorhandene östrogene Wirkung der Hopfenstoffe ist mit der Normaldosis allerdings nicht zu nutzen. Junge Hopfensprosse bereitet man wie Spargel zu oder mit Rapunzel als Salat.

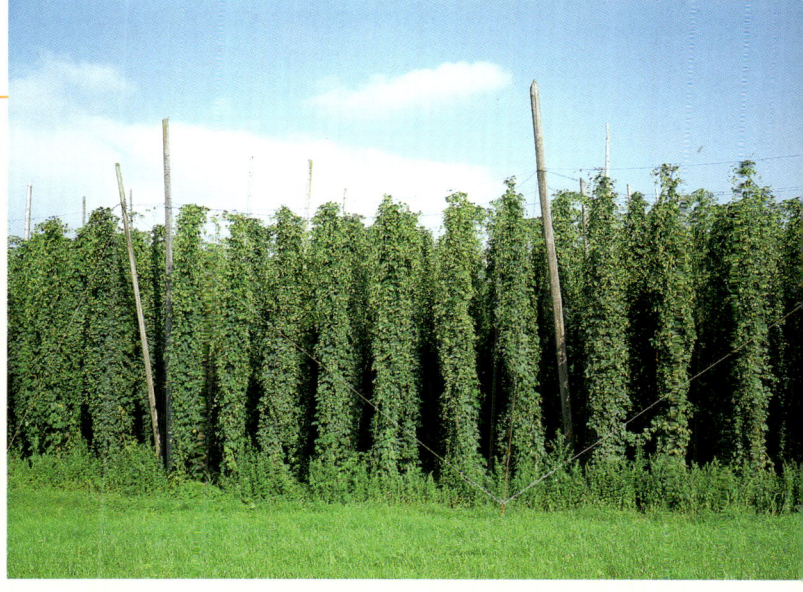

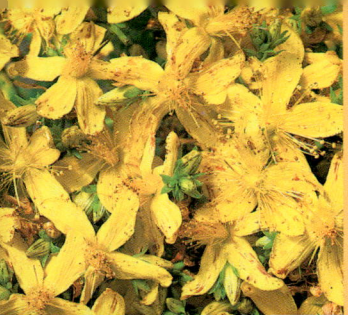

Tüpfel-Johannis-kraut
Hypericum perforatum

- Johanniskrautgewächse
- Juni bis August
- 30–50 cm

Merkmale

Staude mit zweikantigem, ver-zweigtem Stängel; Blätter gegenständig, mit durchschei-nenden Öldrüsen; Blüten bis 2,5 cm breit, goldgelb, in pyra-midenförmiger Rispe.

Blut vergießende Blütenblätter

Johanniskrautblüten sind zwar fünfzählig, verteilen ihre Staubblätter aber dennoch auf nur drei Büschel. Ihre Blütenblätter sind leicht unsymmetrisch und tragen am gezähnten Rand schwärzliche Flecke, aus denen sie beim Zerreiben einen dunkel-roten Farbstoff („Elfenblut") freisetzen.

Einer der wichtigsten Inhaltsstoffe ist das rote Pigment Hypericin. Es macht die Haut mancher Personen be-sonders lichtempfindlich (Photosensibilisierung) und kann auch bei Weidetieren eine „Lichtkrankheit" hervor-rufen. **Tüpfel-Johanniskraut** verwendet man zunehmend gegen nervöse Unruhe und mittelschwere Depressionen. Während einer kurmäßig beschränkten Anwendung, beispielsweise als Aufguss (ein bis zwei Teelöffel getrocknetes Kraut/Tasse, 5 min ziehen lassen), sollte man also die Sonnenbank oder einen längeren Aufenthalt im vollen Sonnenlicht sicherheitshalber ver-meiden. Wegen der durchlöchert erscheinenden Blätter empfahl die mittel-alterliche Signatu-renlehre die Pflanze als Heilmittel gegen Stichwunden. Nach ihren zähen Stän-geln nennt man die Art auch Hartheu.

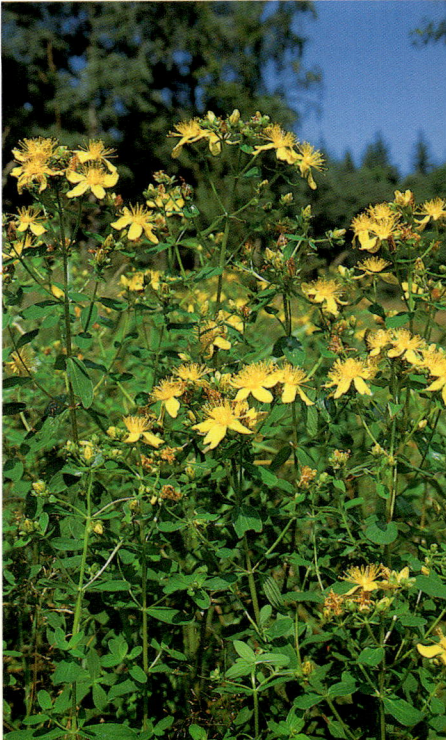

Von Schafen und Garben

Der wissenschaftliche Artzusatz *millefolium* bedeutet tausendblättrig. Schafe fressen dieses zarte Grünfutter sehr gerne, lassen aber die steifen Stängel und Blütenstände stehen – übrig bleiben nach Schafbeweidung also recht seltsam anzusehende, garbenförmige Gebilde.

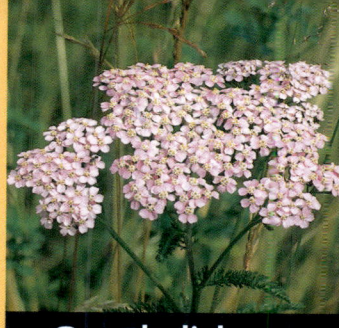

Gewöhnliche Schafgarbe
Achillea millefolium

▸ Korbblütler
▸ Juni bis Oktober
▸ 10–70 cm

Merkmale
Staude mit zähem Stängel; Blätter wechselständig, mit feinzipfligen Abschnitten; Blütenkörbchen zahlreich in Doldenrispen, Zungenblüten weiß, seltener rötlich.

Beim Zerreiben riechen die flachen Blütenköpfe mit ihren verschiedenfarbigen Zungen- und Scheibenblüten leicht unangenehm, denn sie führen ein ätherisches Öl

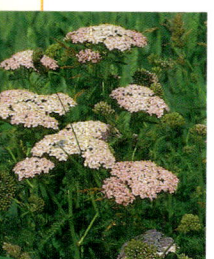

mit verschiedenen Terpenen. Sie weisen zwar in der Hautsache appetitanregende sowie Galle und Blähungen treibende Wirkungen auf, werden aber zunehmend in Fertigarzneien auch bei psychovegetativen Schmerzzuständen und zur Lösung von Krämpfen verordnet. Empfindliche Personen können nach Kontakt mit dem frischen Kraut der **Schafgarbe** allergisch mit juckenden Hautausschlägen reagieren, die man Schafgarben-Dermatitis nennt. Junge Blätter verwendet man in der Kräuterküche traditionell als Würzkraut oder auch als Zugabe zu Wildgemüsegerichten. Früher dienten sie auch zum Gelb- oder Braunfärben von Wolle.

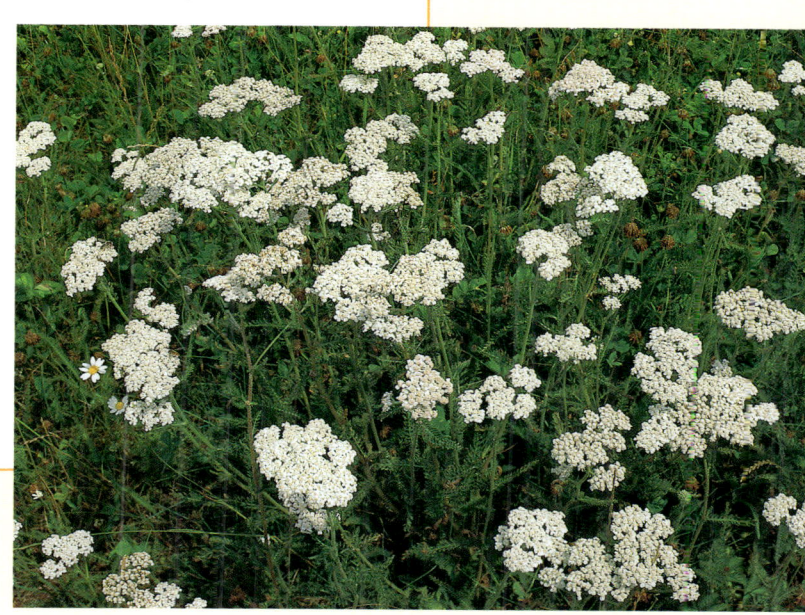

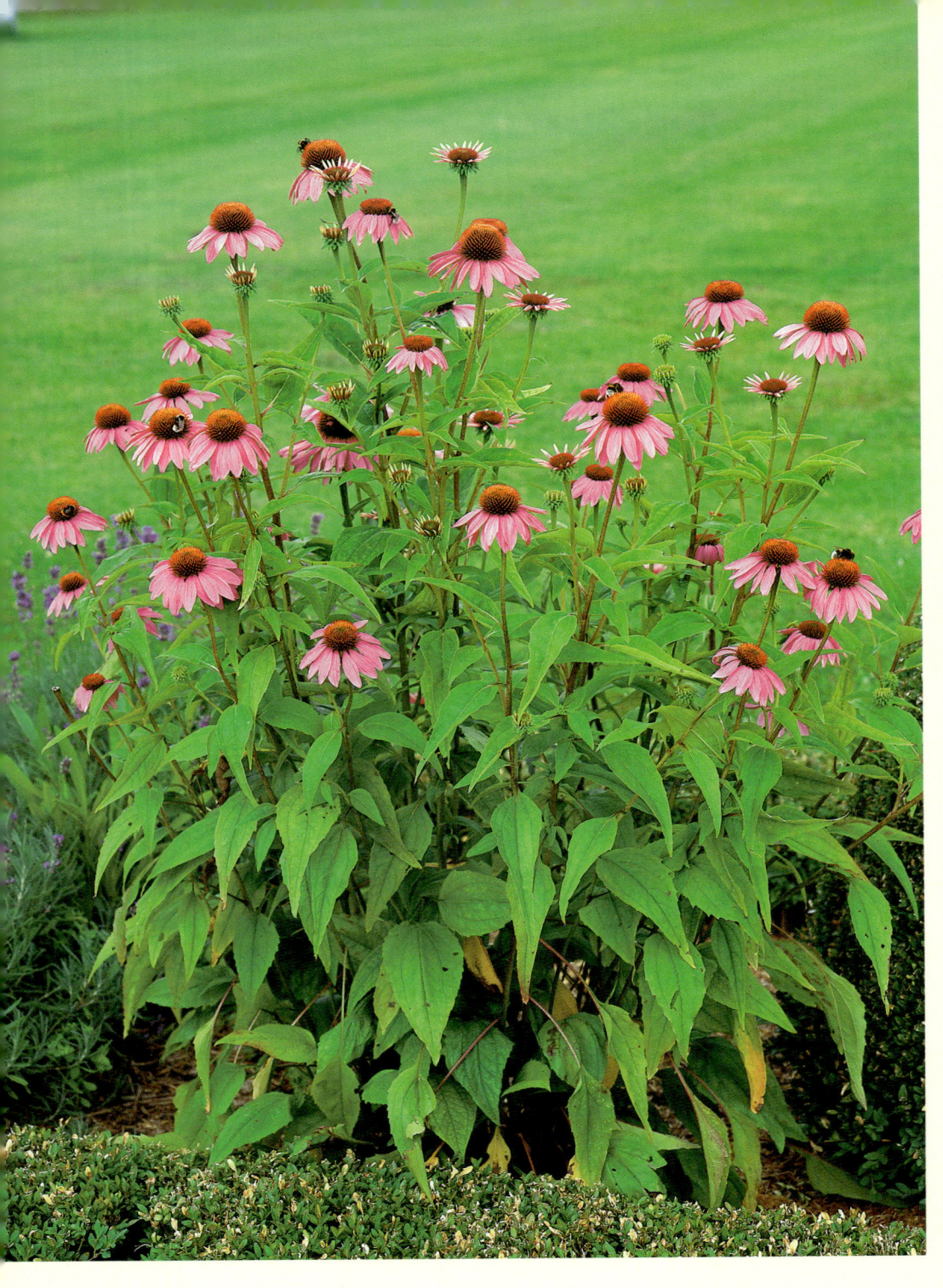

Aus der Prärie in den Arzneigarten

Der Rote Sonnenhut ist mit den als Zierpflanzen ebenfalls beliebten *Rudbeckia*-Arten nahe verwandt. Sie alle stammen aus den nordamerikanischen Hochgrasprärien und werden seit dem 18. Jahrhundert in zahlreichen Sorten gezogen. Indianer haben die Heilwirkung der Pflanze entdeckt.

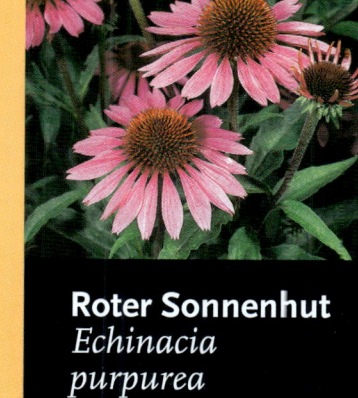

Roter Sonnenhut
Echinacia purpurea

▸ **Korbblütler**
▸ **Juli bis September**
▸ **60–160 cm**

Merkmale
Staude mit aufrechtem, verzweigtem Stängel; Blätter rau, lanzettlich, zugespitzt; Blütenköpfe bis 8 cm breit, mit leicht zurückgeschlagenen Zungenblüten.

Außer in Sommergärten sieht man den Roten Sonnenhut gelegentlich auch im Feldanbau, denn in den letzten Jahren hat die Pflanze eine bemerkenswerte Karriere als Heilkraut vollzogen, nachdem man ihre immunstimulierende Wirkung entdeckt und gesichert hat. Als Droge – die frischen oder getrockneten oberirdischen Teile oder die Wurzelorgane – wird der **Rote Sonnenhut** nur selten eingesetzt. Meist verwendet man seinen komplexen Wirkstoffbestand in Extrakten und Fertigarzneien, die es in zahlreichen Zubereitungen gibt. Die Selbstmedikation, beispielsweise zur Vorbeugung gegen Infektionen der Atem- und Harnwege, sollte man allerdings trotz der vielen Lobpreisungen der Pflanze im populären Schrifttum nicht unkritisch und wie immer auch nicht über längere Zeit vornehmen.

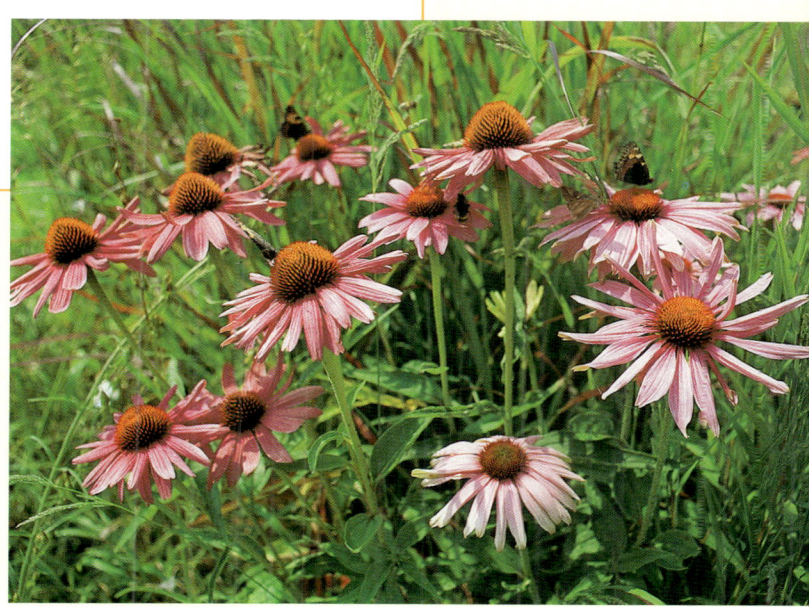

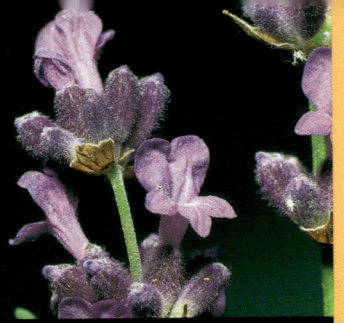

Echter Lavendel
Lavandula angustifolia

- Lippenblütler
- Juli bis August
- 20–60 cm

Merkmale

Immergrüner Strauch mit ziemlich steifen, runden Ästen und kantigen Kurztrieben; Blätter gegenständig, schmal, nicht stechend, beidseitig graufilzig; Blüten kurz gestielt.

Die Bastarde sind die Besten

Der Kreuzungsbastard mit dem ähnlichen Großen Lavendel (*Lavandula latifolia*), Lavandin genannt, wird in Südfrankreich (Provence) zur Gewinnung von Lavendelöl für die Parfümindustrie angebaut und auch als Gartenpflanze angeboten.

In felsigen Trockengebieten des Mittelmeerraumes beheimatet, wird der formenreiche **Lavendel** schon seit langem auch nördlich der Alpen als Zierpflanze gezogen. Für die Gartenkultur gibt es zahlreiche frostbeständige Sorten. Das charakteristisch duftende ätherische Öl, das schon bei leichter Berührung der Pflanze sofort verströmt, enthält zahlreiche Bestandteile, darunter vor allem Linalool und Linalylacetat. Arzneilich verwendet man einen Aufguss (ein bis zwei Teelöffel frische oder getrocknete Blüten/Tasse, 10 min ziehen lassen) als Beruhigungsmittel bei nervösen Erregungszuständen, Schlaflosigkeit und Migräne. Hauptabnehmer von Lavendelöl ist die Kosmetikindustrie. In der Kräuterküche ist Lavendel im Unterschied zu seinen zahlreichen aromatischen Verwandten dagegen kaum im Einsatz.

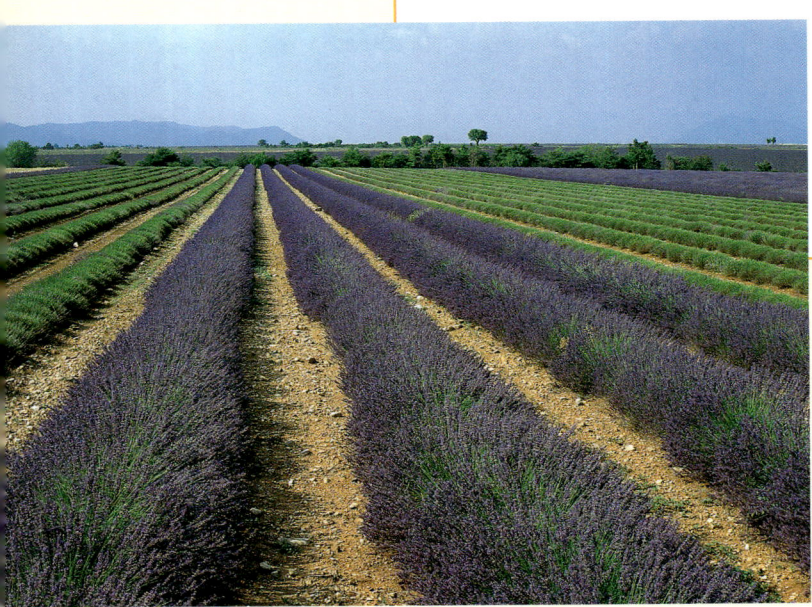

Würzkraut mit Mehrfachfunktion

Vergleichbar vielen anderen Arten vor allem aus den Pflanzenfamilien der Dolden- und Lippenblütler hielt auch der Majoran in den häuslichen Arzneischrank ebenso Einzug wie in das Küchenregal mit den Würzkräutern. Und ebenso lässt er sich nicht nur auf einen Wirkort einengen.

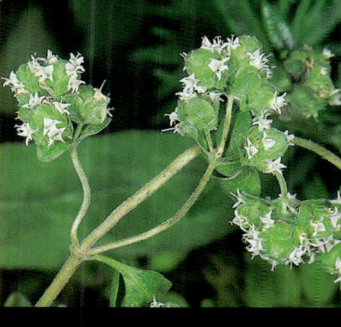

Majoran
Origanum majorana

▸ **Lippenblütler**
▸ **Juli bis September**
▸ **15–40 cm**

Merkmale

Staude mit aufrechten, dünnen, rötlich braunen Stängeln; Blätter ganzrandig, kurz gestielt oder sitzend, beidseits graugrün, behaart; Blüten rosa, blasslila oder weißlich.

Ursprünglich war die heute in Gartenkultur meist nur einjährig gezogene Art im arabischen Raum beheimatet. Schon im frühen Mittelalter wurde sie über die Klostergärten weit verbreitet und recht populär. Der aromatisch duftende **Majoran** enthält ein ätherisches Öl mit mehreren Komponenten. Äußerlich nutzt man Einreibungen und Bäder gegen Nervenschmerzen und rheumatische Beschwerden. Innerlich steht natürlich seine günstig anregende Wirkung auf die Sekretion von Verdauungssäften im Vordergrund, doch nimmt man ihn gelegentlich auch zur Schleimlösung bei Husten und Asthma.

Da das Kraut auch das nervenwirksame Sabinen enthält, sollte man es nicht zu hoch dosieren oder dauerhaft anwenden. Früher spielte er auch eine gewisse Rolle als Aphrodisiakum.

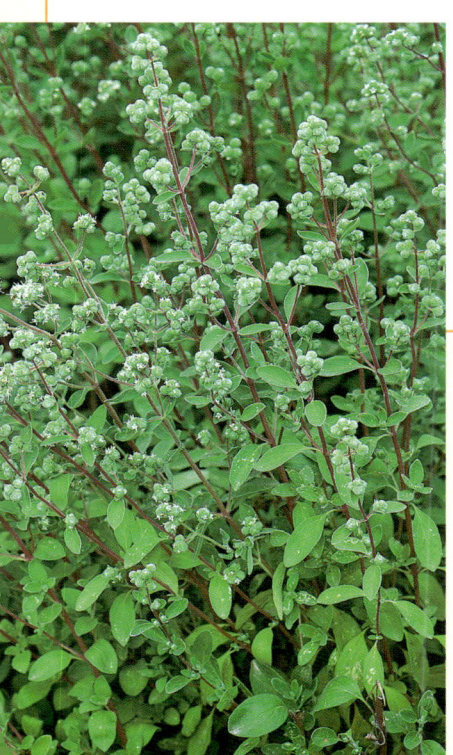

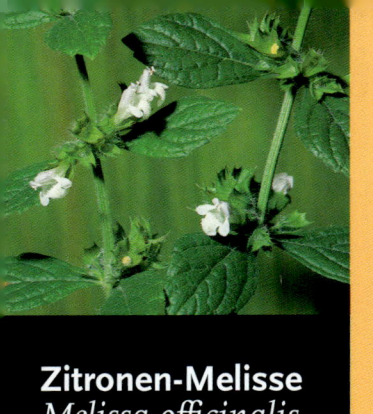

Zitronen-Melisse
Melissa officinalis

- ▸ Lippenblütler
- ▸ Juni bis August
- ▸ 40–70 cm

Merkmale

Staude mit aufrechten, kantigen, meist unverzweigten Stängeln; Blätter oval, gestielt, gezähnt; Blüten weiß oder ganz leicht bläulich, zu mehreren in den Blattachseln.

Klösterliche Ruhe – löffelweise

Die angenehm duftende Melisse bringt man am ehesten mit der Klostermedizin in Verbindung, die schon im frühen Mittelalter die angenehm beruhigende Aromatherapie mit dieser Pflanze entdeckte. Melissengeist enthält überwiegend die Wirkstoffe aus anderen Pflanzen mit Zitronenduft.

Die Nase verrät sofort, warum die aus dem östlichen Mittelmeerraum stammende Art auch Zitronenkraut heißt: Das ätherische Öl ihrer Blätter weist ebenso wie einige *Citrus*-Arten vor allem die Bestandteile Citronellal und Citral auf. Zubereitungen aus der **Zitronen-Melisse** schreibt man beruhigende, antibakterielle, blähungstreibende sowie neuerdings auch virushemmende Wirkungen (bei Herpes-Infektionen) zu. Arzneilich verwendet man einen Aufguss (zwei bis drei Teelöffel zerkleinerte getrocknete Blätter/Tasse, 10 min ziehen lassen) gegen Schlaflosigkeit, Kopfschmerzen und nervöse Herzbeschwerden. In der Kräuterküche aromatisiert man mit wenigen frischen Blättern Joghurt, Quark, Saucen, Salate, Gelees und Fruchtdesserts.

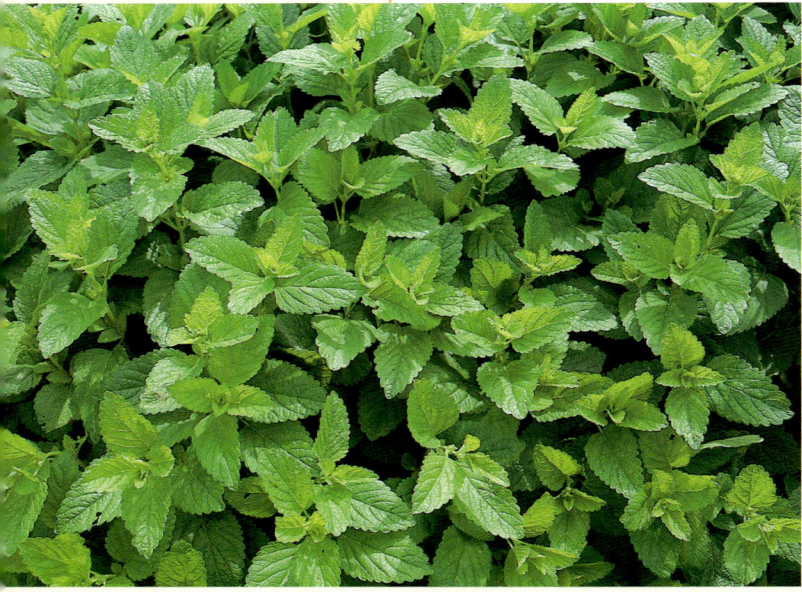

Ein echter Ölkonzern

Die vielfältige Minzen-Gruppe umfasst mehrere heimische Arten sowie durch Kreuzung entstandene Formen und deren Anbausorten. Sie bieten eine reiche Palette verschiedener ätherischer Öle, die entweder kühlend oder erfrischend oder aromatisch oder fruchtig oder alles sind.

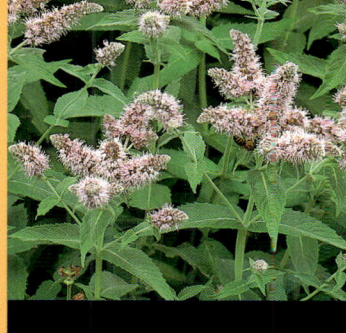

Pfeffer-Minze
Mentha × piperita

▸ **Lippenblütler**
▸ **Juni bis August**
▸ **30–70 cm**

Pfeffer-Minze ist nur aus dem Anbau bekannt – sie entstand aus der Kreuzung zweier heimischer Arten, der Grünen Minze (*Mentha spicata*) und der Wasser-Minze (*Mentha aquatica*). Das intensiv duftende ätherische Öl enthält vor allem Menthol und Menthon. Die Blätter der **Pfeffer-Minze** gehören zu den am häufigsten eingesetzten Teedrogen – man nimmt sie zur Anregung von Appetit und Verdauung. Weniger bekannt ist die desinfizierende und kühlende Wirkung von Pfefferminzöl, die man in schmerzlindernden Einreibungen nutzt, ebenso wie das mentholreiche Japanische Minzöl, das aus einer Kulturform der nahe verwandten Acker-Minze (*Mentha arvensis*) gewonnen wird. In Mundwässern, Kaugummi und Zahnpasten ist hingegen meist das nahezu mentholfreie Öl aus einer Sorte der Grünen Minze oder aus der sehr ähnlich aussehenden Ross-Minze (*Mentha longfolia*, kleines Bild oben) enthalten.

Merkmale

Staude mit aufrechtem, ästigem, kantigem Stängel; Blätter gegenständig, gestielt, gezähnt, spitz; Blüten in verlängerten Ähren an den Zweigenden, weißlich oder hellrosa.

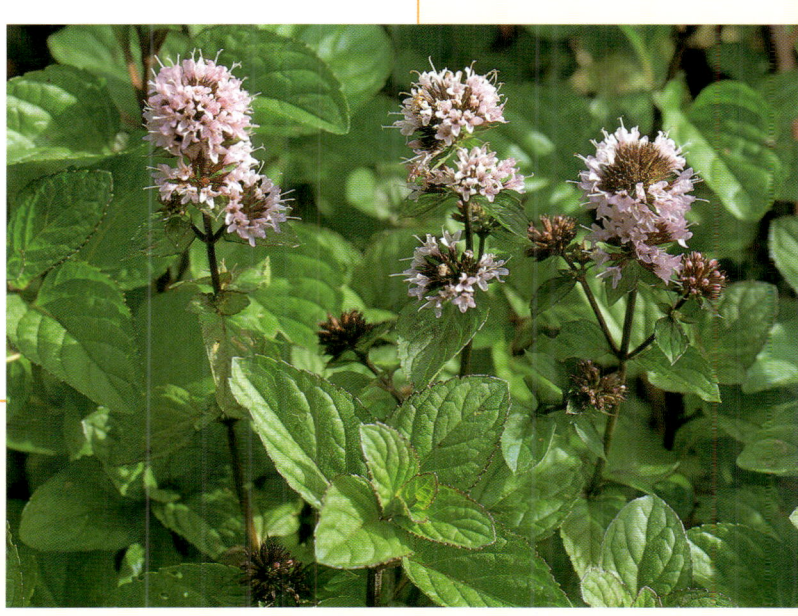

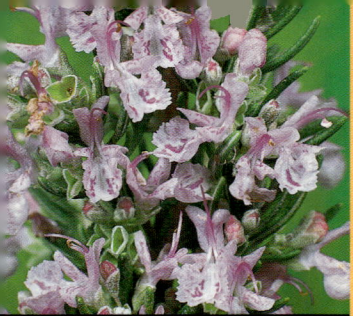

Rosmarin
Rosmarinus officinalis

- Lippenblütler
- Juni bis September
- 30–150 cm

Merkmale

Immergrüner Strauch mit festen, kantigen Zweigen; Blätter ledrig, linealisch, nicht stechend, oberseits dunkelgrün, unterseits weißlich; Blüten hellblau, mitunter auch rosa oder weiß.

Mediterranes aus der Macchie

Die aus dichtem Buschwerk zusammengesetzte Vegetation küstennaher Felsen im Mittelmeergebiet ist ein einzigartiger Aromagarten. Viele Pflanzen, die bei uns kulinarisch Karriere gemacht haben, sind dort zu Hause – darunter auch der dekorative und würzige Rosmarin.

Als mediterranes Sonnenkind ist der **Rosmarin** frostempfindlich. Kleine Sträucher kann man jedoch im Topf auf der Fensterbank ziehen und durch Stecklinge vermehren. Vor allem die Blätter enthalten ein ätherisches Öl mit Cineol, Borneol und Kampfer. Äußerlich wendet man es in Einreibung zur Schmerzstillung bei Gelenkrheumatismus, Neuralgien und Migräne an. Innerlich dient es – ebenso wie das Gewürz – der Appetitanregung und hilft gegen Verdauungsstörungen. Ähnlich nutzt es die Homöopathie. Als Hausmittel empfiehlt sich ein Aufguss (ein Teelöffel Blätter/Tasse, 10–15 min ziehen lassen) oder ein leckeres, mit Rosmarin gewürztes Lamm-, Geflügel-, Pilz- oder Käsegericht. Rosmarin ist unentbehrlicher Bestandteil der bekannten Kräutermischung „Herbes de Provence".

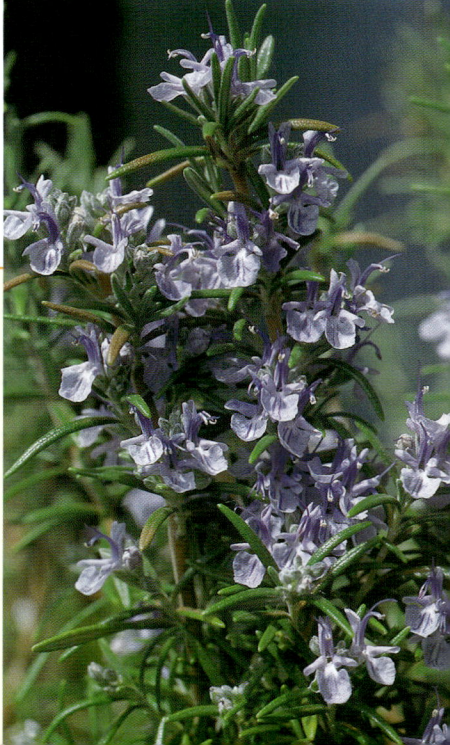

Blütenknacker und Einbruchdiebstahl

Die reichen Nektarvorräte in der engen Blütenröhre können nur Hummeln mit ausreichend langem Rüssel ausbeuten. Manche Arten, die mit dem Rüssel zu kurz gekommen sind, beißen die Blütenröhre kurz über dem Kelch an und umgehen wie Einbrecher die vorgesehene Bestäubungsroute.

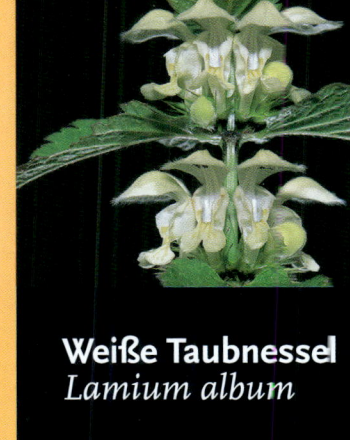

Weiße Taubnessel
Lamium album

▸ **Lippenblütler**
▸ **April bis Oktober**
▸ **20–70 cm**

Merkmale
Staude mit aufrechtem, einfachem, kantigem Stängel; Blätter gegenständig, gestielt, im Umriss oval, grob gezähnt wie bei der Brennnessel, duften beim Abstreifen etwas unangenehm muffig.

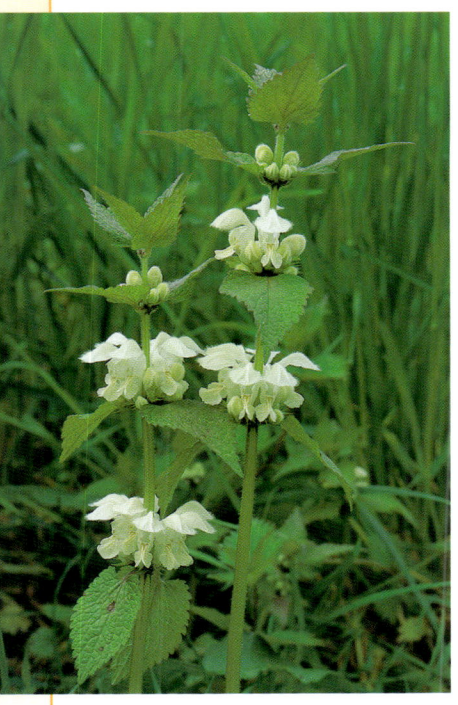

Taubnesseln sind zuverlässige Zeigerpflanzen für nährstoffreiche Lehmböden. In Staudenfluren und Gebüschen oder an Wegrändern sind sie häufig – und unverkennbar, wenn sie ihre creme- oder reinweißen Blüten mit der starken Oberlippe entfalten. Arzneilich nutzt man von der **Weißen Taubnessel** nur die Blüten, die Saponine, Schleim- und Gerbstoffe enthalten. Den Aufguss (zwei Teelöffel getrocknete Blüten/Tasse, 10 min ziehen lassen) nimmt man zur Nervenberuhigung und bei Schlafstörungen, ferner bei Magen- und Darmverstimmungen, Katarrhen der oberen Atemwege und äußerlich bei kleineren Hautverletzungen, junge Blätter und Triebe auch als Wildkrautsalat.

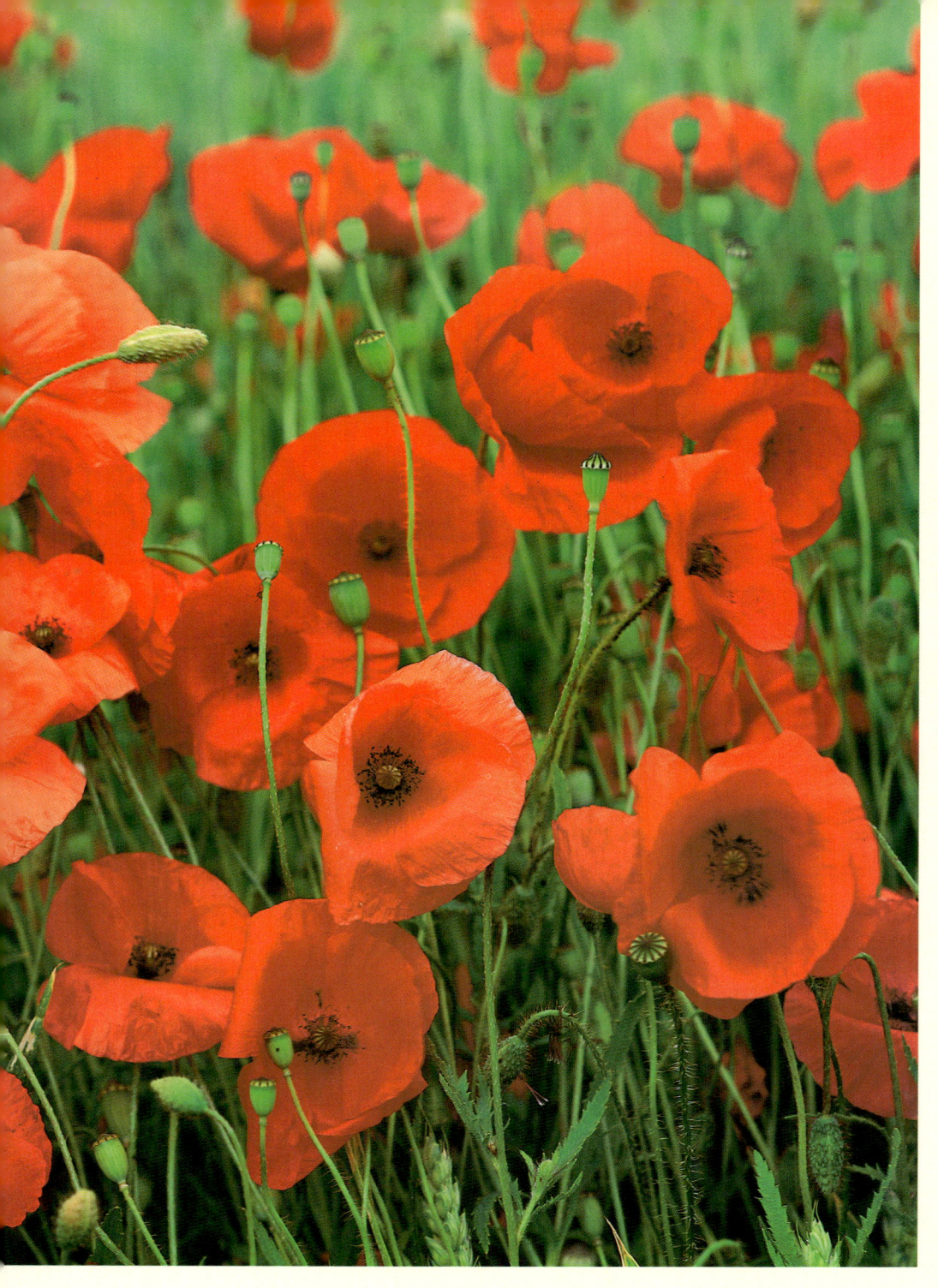

Besucher wirbeln massenhaft Staub auf

Die nektarlose Mohnblüte bietet geradezu sackweise eiweißreichen Blütenstaub an – rund 2,5 Millionen Pollenkörner aus mehr als 150 Staubblättern. Für die Bestäubung reicht es dennoch, auch wenn die Blütenbesucher Unmengen nahrhaftes Knabberzeug abschleppen.

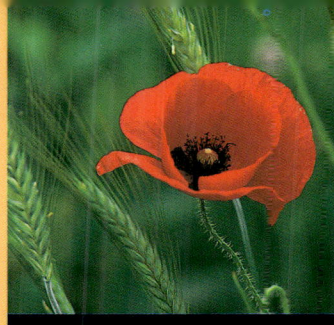

Kaum eine weitere Pflanze hat so farbintensive Blüten wie der **Klatsch-Mohn**. Seit der Jungsteinzeit erobert er als Kulturfolger Brachäcker und Wegsäume. Traditionell bereitet man aus den Mohnblüten einen Aufguss (ein bis zwei Teelöffel zerkleinerte getrocknete Blüten/Tasse, 5 – 10 min ziehen lassen, mit Honig süßen) zur Beruhigung schlafgestörter Kleinkinder. Man verwendet sie außerdem zur Farbschönung in Fertigmischungen von Heilkräutertees. Rohopium ist der getrocknete Milchsaft unreifer Früchte des verwandten Schlaf-Mohns (*Papaver somniferum,* Bild unten) und enthält etwa 40 Alkaloide, darunter das schmerzstillende, aber auch suchterzeugende Morphin. Die ölreichen Samen dieser Pflanze, die Sie auf dem Mohnbrötchen finden, sind allerdings garantiert alkaloidfrei. Schlaf-Mohn baut man vor allem in den wärmeren Ländern an. Bei uns sieht man ihn gelegentlich als Gartenpflanze.

Klatsch-Mohn
Papaver rhoeas

- Mohngewächse
- Mai bis September
- 30 – 80 cm

Merkmale
Einjähriges Kraut mit einfachem oder ästigem Stängel, abstehend borstig behaart; Blätter mehrfach fiederschnittig; Blütenknospen abwärts geneigt.

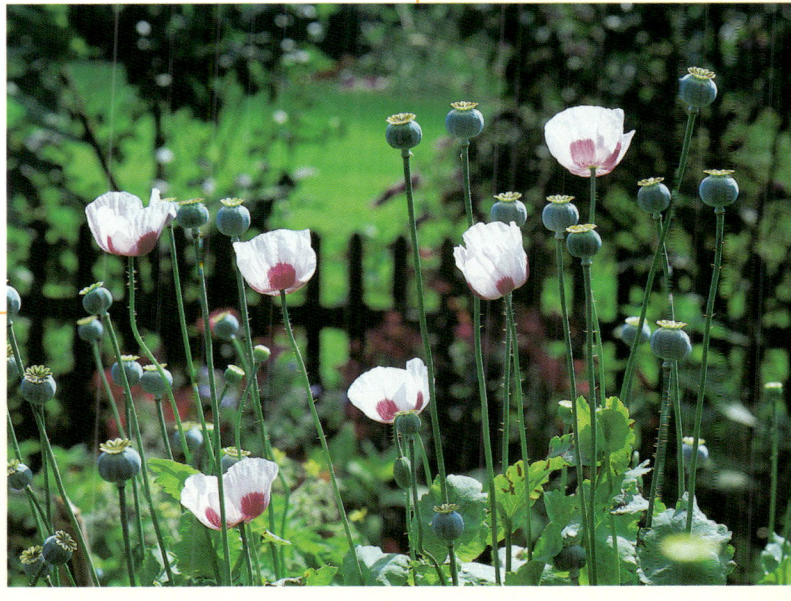

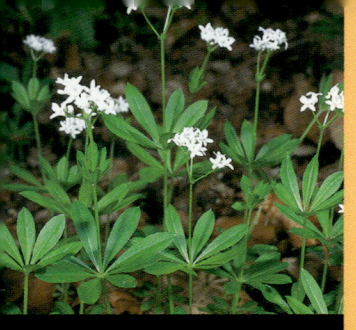

Waldmeister
Galium odoratum

- Rötegewächse
- April bis Mai
- 10–30 cm

Merkmale
Staude mit aufrechten, dünnen, glatten Stängeln aus kriechendem Wurzelstock; Blätter schmal, fein gezähnt; Blüten zahlreich in Scheindolden.
Giftig!

Bowle, Brause ... und Benommenheit

Das angenehm süßliche Waldmeisteraroma geht auf den Wirkstoff Cumarin zurück, der erst beim Trocknen der Pflanzen entsteht. Dessen Überdosierung wirkt allerdings schlimmer als ein Gläschen Bowle oder Brause zu viel – ein dicker Kopf und Schwindelgefühl sind klare Symptome.

Was die kleine Typpflanze der humusreichen Buchenwälder zum Meister des Waldes erhebt, hat die Namensforschung bisher noch nicht schlüssig erklären können. Allerdings wird sie als Heilkraut schon lange geschätzt. Volksmedizinisch nutzt man die beruhigenden und krampflösenden Wirkungen des getrockneten Krauts bei Schlafstörungen und Nervosität. In Fertigarzneien nimmt man den **Waldmeister** auch bei Venenerkrankungen und Durchblutungsstörungen. Zum vorsichtigen Aromatisieren von Bowlen verwendet man auf 1 l Weißwein höchstens drei fingerlange, angewelkte Pflanzen, hängt diese nur für ein paar Minuten in das Getränk und lässt sie niemals länger darin liegen. Entgegen einer sehr weit verbreiteten Einschätzung taugt das Duftkraut auch noch nach der Blüte zum Aromatisieren.

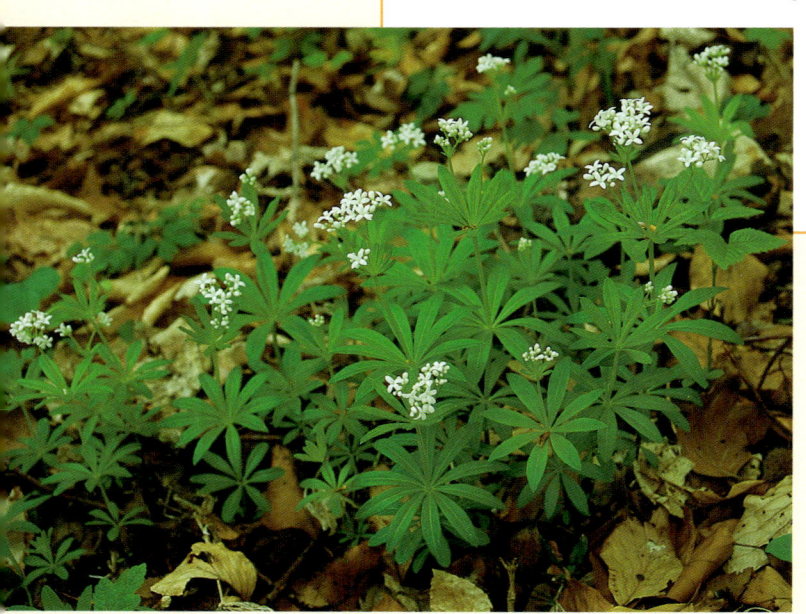

Homer, Hamlet und Hexenzauber

Pythia, die Seherin von Delphi, hat – vom Bilsenkraut benebelt – ihre seltsamen Sprüche losgelassen. Circe, die linke Zauberin, hat damit die Gefährten des Odysseus in Schweine verwandelt. Und im Hamlet inszeniert Shakespeare damit den fast perfekten Königsmord.

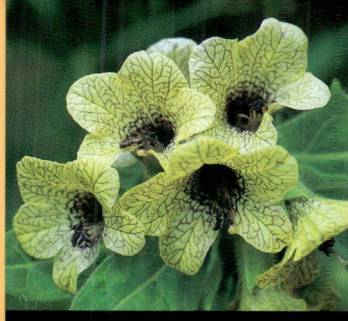

Schwarzes Bilsenkraut
Hyoscyamus niger

Nur wenige Pflanzen ziehen eine vergleichbare Spur durch die gesamte abendländische Kulturgeschichte: Kriemhild hat, so besagt die Gudrunsage, Brünhild mit **Bilsenkraut** besänftigt, und auch in der berüchtigten Hexenflugsalbe war das Kraut als Starthilfe in die Walpurgisnacht enthalten. Alle Teile der unangenehm duftenden und etwas klebrigen Pflanze führen die stark giftigen Tropanalkaloide (Hyoscyamin und Scopolamin). Bei unkontrollierter Einnahme rufen sie nach anfänglicher Erregung erhebliche Bewusstseinsstörungen mit Lähmungen und Tod durch Atemstillstand hervor. Nur auf ärztliche Anordnung werden Fertigarzneien bei Bronchialasthma und Koliken verwendet. Die Homöopathie verwendet besondere Zubereitungen bei Nervenschmerzen und Schlafstörungen.

▸ Nachtschattengewächse
▸ Juni bis September
▸ 50–80 cm

Merkmale
Einjähriges Kraut mit stumpfkantigem Stängel; Blätter wechselständig, oval, buchtig gezähnt bis fiederteilig, auf den Nerven behaart.
Giftig!

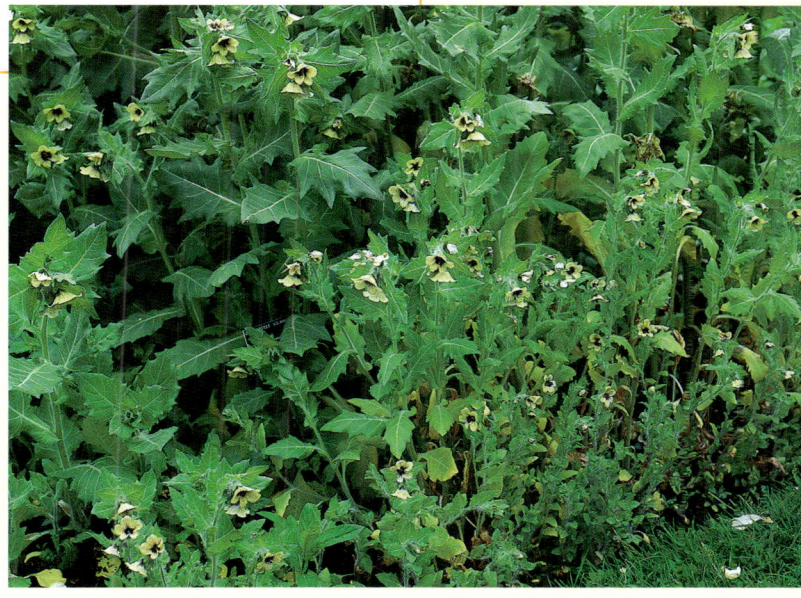

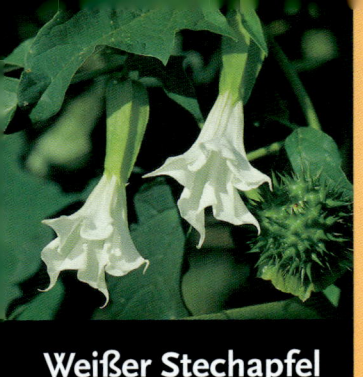

Weißer Stechapfel
Datura stramonium

- Nachtschattengewächse
- Juni bis September
- 60–100 cm

Merkmale

Einjähriges Kraut mit kahlem Stängel; Blätter wechselständig, gestielt, meist ungleich groß, grob buchtig gezähnt; Blüten gestielt, trichterförmig.

Giftig!

Gefährlicher Zauber

Im Mittelalter kochte man aus Stechapfelsamen Liebestränke und Hexensalben, die erotische Phantasien erzeugten und glauben ließen, man sei geflogen. So geriet das Kraut als „Mittel schlimmer Mädchenverführer und entarteter Lüstlinge" zu Recht in Verruf.

Die Art stammt ursprünglich aus Mittelamerika, ist heute im Mittelmeerraum ziemlich häufig und wird dort öfter eingeschleppt. Der Stechapfel, so genannt nach seinen Stachelkapseln, enthält in allen Teilen Tropan-Alkaloide (Hyoscyamin, Scopolamin und Atropin) mit lähmender und betäubender Wirkung. Für die Selbstmedikation ist der **Stechapfel** wegen seiner gefährlichen Giftigkeit grundsätzlich nicht geeignet.

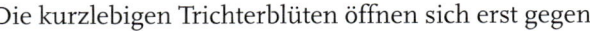

Arzneilich nutzt man ihn ähnlich wie die Tollkirsche zur Behandlung von Krampfzuständen und in speziellen Zubereitungen gegen die Parkinson'sche Krankheit. Die kurzlebigen Trichterblüten öffnen sich erst gegen Abend, duften unangenehm und sind typische Nachtfalterblumen. Vergleichbar giftig sind die unter dem Namen Engelstrompete als Zierpflanzen verbreiteten Arten.

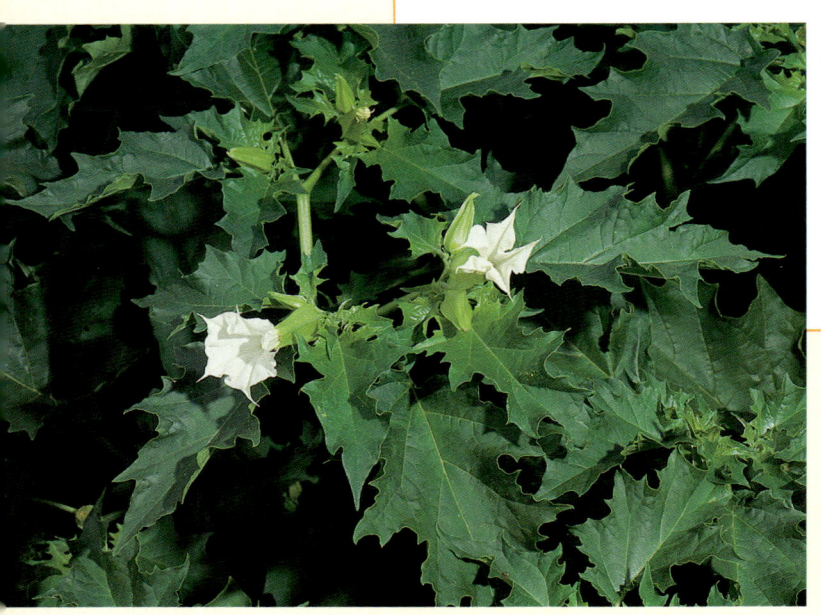

Wie man schöne Augen macht

Schon zur Römerzeit träufelte sich so manche Dame des Südens Tollkirschensaft in die Augen, bekam große Pupillen und wurde zur bella donna. Der Name *Atropa* kommt der Sache näher – er leitet sich von der Schicksalsparze ab, die den Lebensfaden abschneidet.

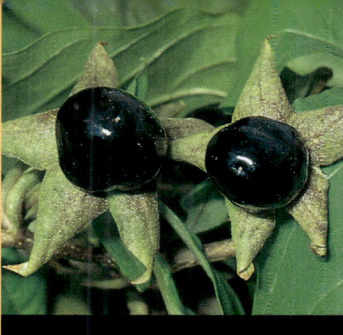

Die Blätter der Pflanze enthalten hauptsächlich das giftige Alkaloid Hyoscyamin, die schwarz glänzenden Beeren dagegen Atropin. Beide Stoffe lähmen das vegetative Nervensystem. Den antiken Belladonna-Effekt nutzte man zeitweise in der Augenheilkunde bei Augenhintergrunduntersuchungen. Standardisierte Zubereitungen wendet man an, um Krämpfe im Bereich der Verdauungsorgane und bei schwerem Asthma zu lösen. So wichtig die **Tollkirsche** als Arzneistofflieferant ist – für die Selbstmedikation ist sie völlig ungeeignet. Vergiftungserscheinungen nach Verzehr der Beeren sind Gesichtsrötung, Pupillenerweiterung, beschleunigter Puls, Phantasien und Tobsucht („Toll"kirsche), gefolgt von tiefer Bewusstlosigkeit und schließlich Tod durch Atemlähmung.
Tiere, vor allem Vögel, können die Früchte dagegen völlig problemlos verzehren.

Echte Tollkirsche
Atropa bella-donna

▸ Nachtschattengewächse
▸ Juni bis August
▸ 80 – 150 cm

Merkmale
Strauchartige Staude mit reich verzweigtem, stumpfkantigem Stängel; Blätter drüsig behaart, breit-lanzettlich, spitz; Blüten einzeln.
Giftig!

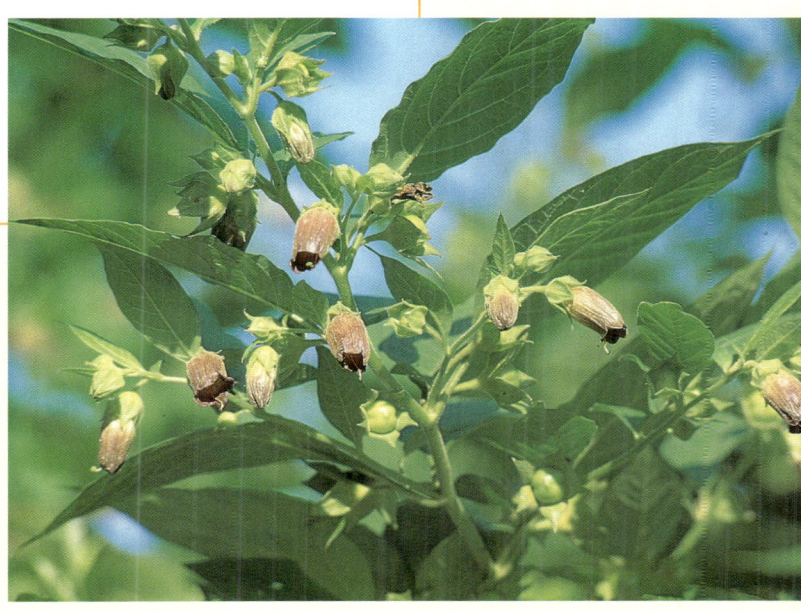

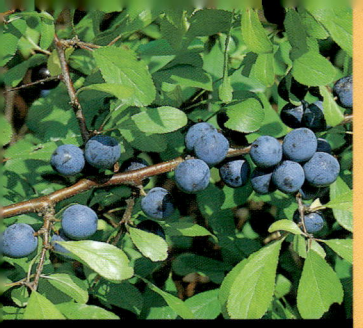

Gewöhnliche Schlehe
Prunus spinosa

- Rosengewächse
- März bis April
- bis 4 m

Merkmale

Sommergrüner Strauch oder Baum; Zweige sparrig, dornig; Blätter verkehrt eiförmig, fein gezähnt, oberseits mattgrün, unterseits heller; Blüten erscheinen geraume Zeit vor dem Blattaustrieb.

Wilde Früchte – im Kühlschrank gezähmt

Das feine Aroma der reifen Schlehenfrüchte entfaltet sich erst, wenn die Gerbstoffe chemisch gebunden sind – die notwendigen Frostnächte draußen kann man mit der Tiefkühltruhe ausgleichen: Beim Tiefgefrieren werden Zellen zerstört und die Gerbstofffracht erledigt.

Schlehen sind eine fast unglaubliche Wohltat für die Kulturlandschaft – schon im zeitigen Frühjahr dekorieren sie die Flur und bieten vielen Kleintieren Nahrung und Schutz. Von den Blättern ernähren sich beispielsweise die Raupen des seltenen Segelfalters. Arzneilich nutzt man vor allem die getrockneten Blüten der **Schlehe**, die wegen der dunklen Rinde auch Schwarzdorn heißt. Sie entfalten ihre leicht harntreibende und abführende Wirkung in so genannten Blutreinigungs- und Abführtees (ein Teelöffel/Tasse, 5 min ziehen lassen). Die Homöopathie empfiehlt Schlehenblüten bei starken Kopfschmerzen und anderen Neuralgien. Gründlich durchgefrorene Schlehenfrüchte verwendet man in Wildfruchtkompott oder verarbeitet sie zu Saft, Fruchtwein oder Fruchtschnaps (Rumtopf).

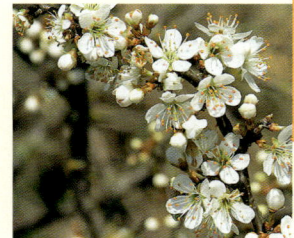

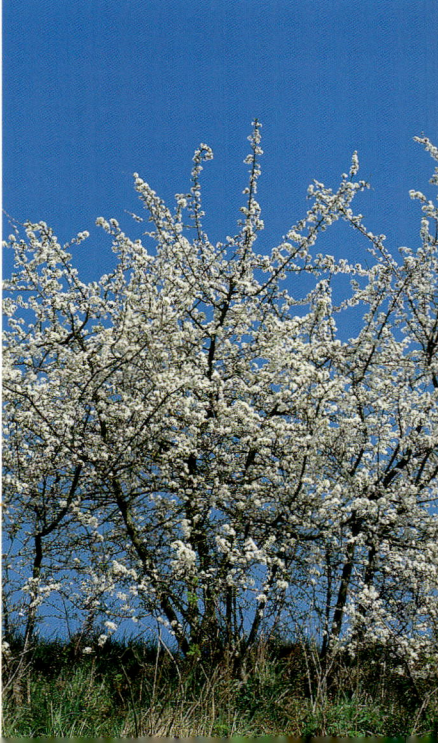

Ein Klee mit feinem Waldmeisterduft

Mehrere heimische Pflanzenarten – so auch die Steinklee-Arten – führen besondere Glykoside, aus denen nach Trocknung das süßliche Waldmeisteraroma der Maibowle ebenso entsteht wie der angenehme Duft von frischem Wiesenheu. Überdosiert sind sie ausgesprochen gefährlich.

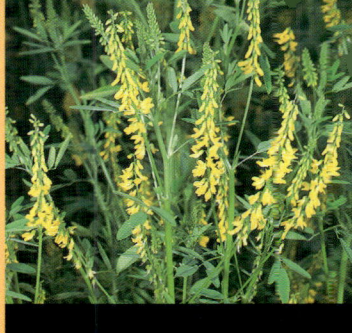

Echter Steinklee
Melilotus officinalis

▸ Schmetterlingsblütler
▸ Mai bis September
▸ 50–100 cm

Merkmale
Zweijähriges Kraut mit aufrechtem, wenig verzweigtem Stängel; Blätter dreizählig gefiedert, Fiedern gezähnt, Nebenblätter glattrandig; Blüten 5–7 mm lang, goldgelb.

Der Artname ist zweifellos treffend gewählt – die Pflanze mag es tatsächlich knochentrocken und wächst daher gern auf Schotterfluren und Bahndämmen, in Kiesgruben und Steinbrüchen oder an Wegrändern. Die Pflanze enthält vielerlei Wirkstoffe, darunter das Melilotin, aus dem das nicht ganz harmlose Cumarin und somit der Heuduft des getrockneten Krautes entsteht. Arzneilich verwendet man den **Echten Steinklee** nur als Fertigarzneien, vor allem in Salben und Einreibungen gegen schmerzhafte Venenerkrankungen und zur Vorbeugung gegen Thrombosen. Die Homöopathie empfiehlt das Kraut auch gegen anhaltende Kopfschmerzen, Migräne und Gefäßveränderungen. Wegen des intensiven Duftes hat man Steinkleekraut früher auch gegen Motten eingesetzt.

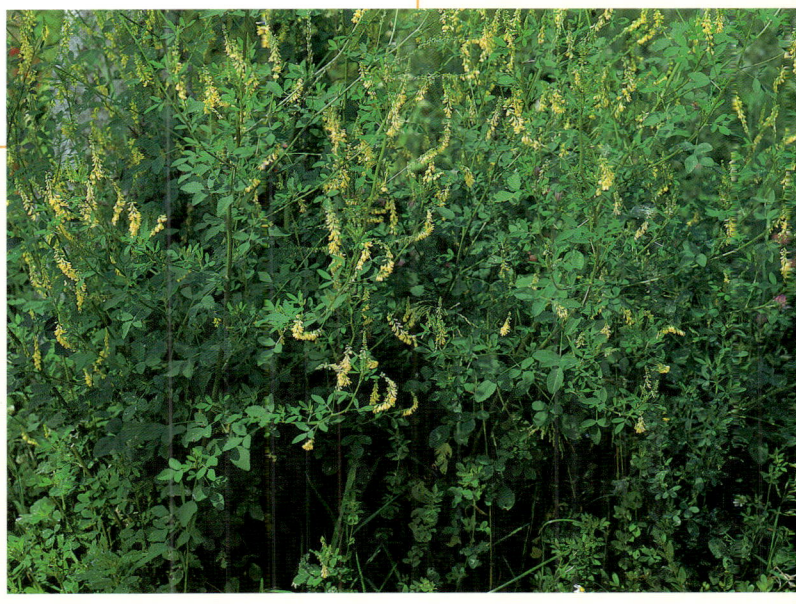

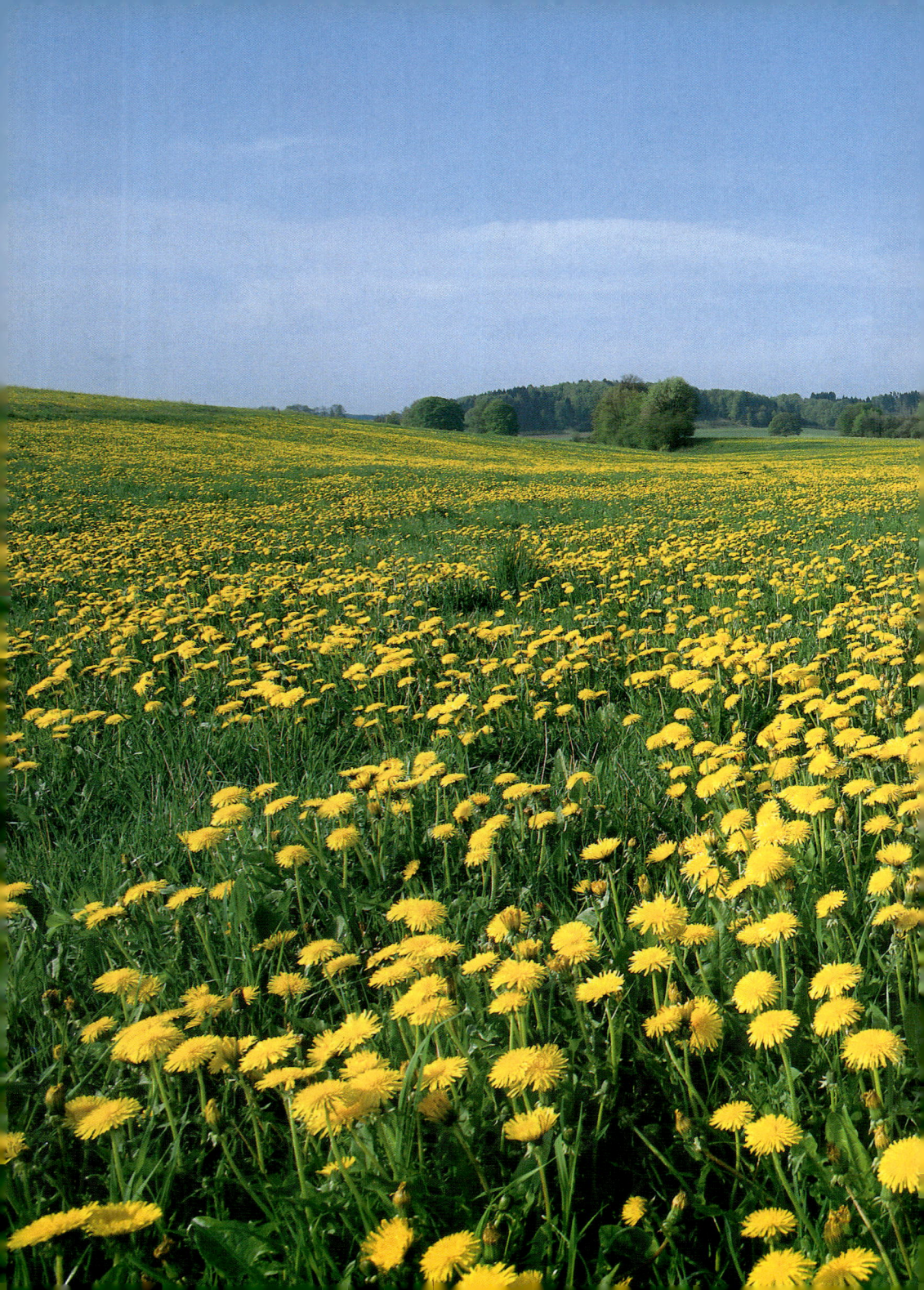

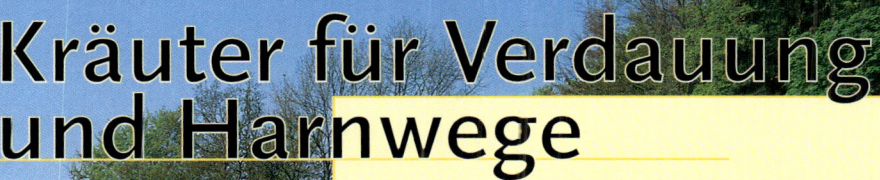

Kräuter für Verdauung und Harnwege

Starthilfe für den Stoffwechsel – Der Kräuterschatz der Natur ist gewiss nicht nur so eine Art SOS-Station, die man in Anspruch nimmt, wenn man irgendwie in Bedrängnis geraten ist. Außer ihrer Rettungsankerfunktion erfüllen viele Arten auch mancherlei sonstige Wohltaten: Die Parade der Pflanzen in diesem Kapitel, die sich allesamt durch ein apartes Aroma oder eine wirkungsvolle Würzkraft auszeichnen, kennt man einerseits aus dem häuslichen Arzneischrank, aber ebenso aus der raffinierten Kräuterküche. Daher finden sich ihre Namen auch auf Teetüten aus der Apotheke und mindestens so häufig in Kochrezepten. Außerdem tragen viele gleichsam eine besondere Weihe: Viele Kräuterschnäpse und -liköre sind an so geistlichen Orten wie Klöstern erfunden worden. Manche tragen sogar noch den Namen des Benediktineroder Kartäuserordens. Andere nennt man einfach nach ihrem Hauptbestandteil Enzian, Kümmel oder Wacholder. Alle darin verwendeten Pflanzen zielen auf die Stoffausscheidung – entweder durch die Verdauungsorgane oder als Diuretika über die Nieren. So lässt sich das kulinarisch Angenehme oft höchst erfreulich und gut mit dem medizinisch Nützlichen kombinieren.

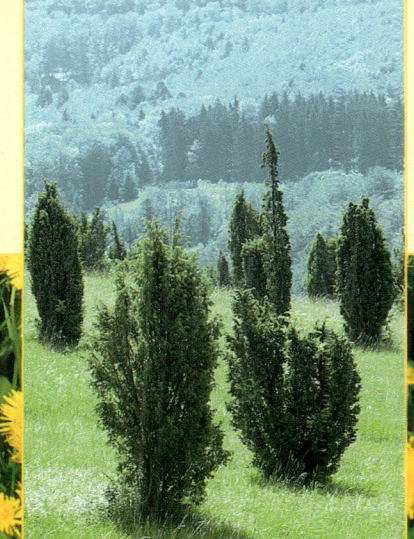

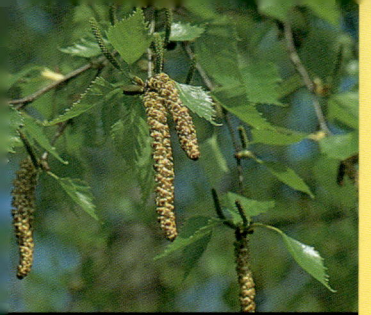

Alles in den Wind schlagen

Wind ist für Birken ein wichtiger Umwelt-faktor. Die männlichen Kätzchen setzen massenhaft Blütenstaub frei, der heftige allergische Reaktionen auslösen kann. Der Herbstwind verfrachtet dagegen die ex-trem leichtgewichtigen Nussfrüchte.

Hänge-Birke
Betula pendula

- ▸ Birkengewächse
- ▸ März bis Mai
- ▸ bis 25 m

Merkmale

Sommergrüner Baum; Rinde anfangs glatt, glänzend weiß, später tief schwarzrissig; Zwei-ge hängen schleierartig herab; Blätter gestielt, rhombisch, gesägt, kahl.

Frisches Birkengrün ist wie kaum bei einem anderen Baum Symbol des Frühlings. Mancherorts heißen die Birken einfach nur Maien. Wenn sie gerade gut im Saft stehen, gewinnt man aus den Stämmen zuckerhaltigen Blutungssaft. Ob das Zapfgut aus der **Hänge-Birke** tatsächlich den Haarwuchs stimuliert, ist umstritten. Gesichert ist dagegen die arzneiliche Wirkung der Bir-kenblätter. Sie enthalten Flavonglykoside, Gerbstoffe und Saponin, gelten als schweiß- und harntreibend und sind in vielen Fertigarzneien gegen Blasen- und Nierenleiden enthalten. Ein bewährtes Hausmittel zur Frühjahrskur ist der Aufguss (zwei Teelöffel getrocknete Blätter/Tasse, 15 min ziehen lassen) – zur Vermeidung einer Nierenrei-zung sicherheitshalber nach einigen Tagen wieder abset-zen. Obwohl Birken sehr rasch wachsen und überall als Erste zur Stelle sind, entwickeln sie ein festes, wertvolles Holz.

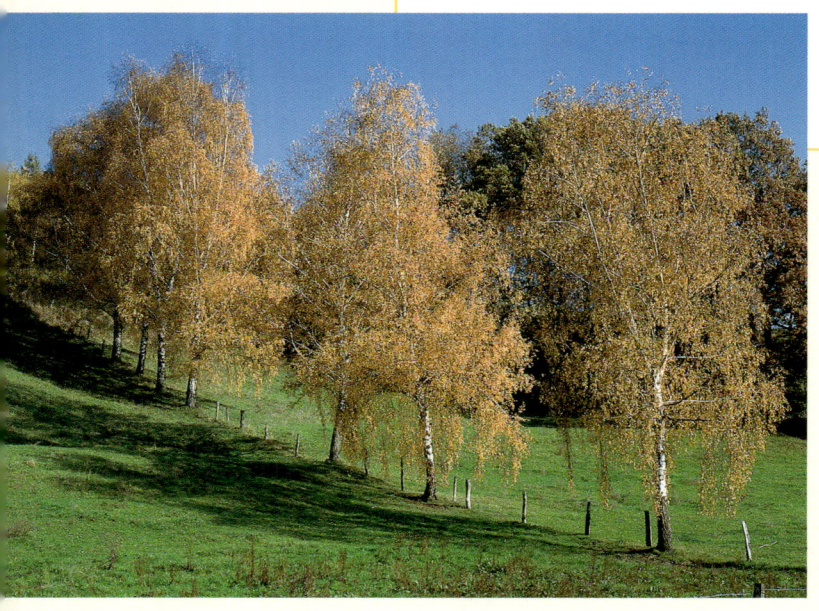

Nur nicht in die Nesseln setzen

Wenn ein Brennhaar seinen brüchigen Kopf verliert, bleibt eine stilettscharfe Spitze stehen, die die Haut anritzt und den Inhalt wie Tinte aus einer Schreibfeder ausfließen lässt. Von der Histamin-Injektion ausgelöst entwickelt sich am Ort des Geschehens eine kleine Entzündung.

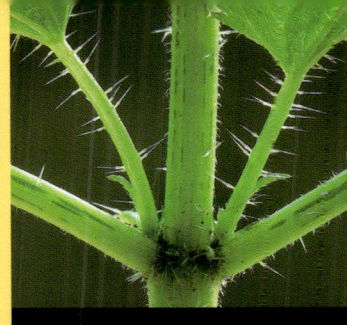

Große Brennnessel
Urtica dioica

- Brennnesselgewächse
- Juni bis Juli
- 90–150 cm

Merkmale

Staude mit aufrechtem, unverzweigtem, kantigem Stängel, oft bräunlich rot; Blätter gegenständig, grob gezähnt, mattgrün; Blüten grünlich und zweihäusig.

Brennnesseln – dieser Art und auch ihrer noch heftigeren Verwandten, der Kleinen Brennnessel (*Urtica urens*) – geht man gerne aus dem Wege. Dennoch sind die Pflanzen außerordentlich nützlich: Aus den Stängeln wurden früher verspinnbare Fasern („Nesseltuch") gewonnen. Von den Blättern ernähren sich die Raupen vieler Tagfalter. Das Kraut der **Brennnessel** führt eine Vielzahl von Stoffen. Die harntreibende, ausschwemmende Wirkung nutzt man in einem Aufguss (ein bis zwei Teelöffel zerkleinerte getrocknete Blätter oder Kraut/Tasse, 15 min ziehen lassen) bei rheumatischen Beschwerden. Wurzelextrakte wendet man nach ärztlicher Anweisung bei Prostataleiden an. Brennnessel ist in vielen Fertigarzneien für diese Einsatzgebiete enthalten. Frische Blätter liefern ein schmackhaftes Wildkrautgemüse.

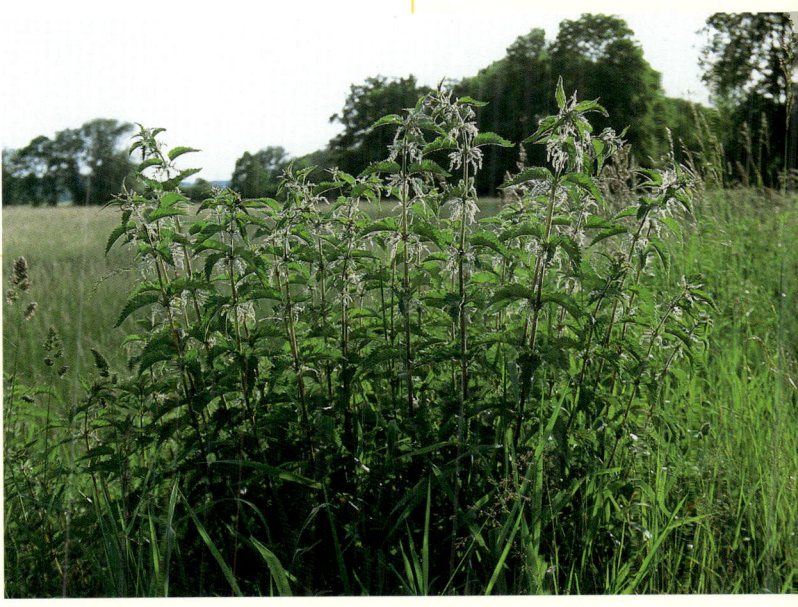

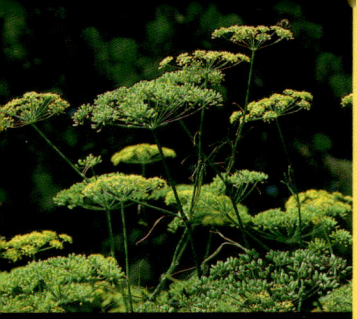

Fenchel
Foeniculum vulgare

- ▸ Doldenblütler
- ▸ Juli bis Oktober
- ▸ 1–2 m

Merkmale

Zwei- oder mehrjähriges Kraut mit aufrechtem, verzweigtem, fein gerilltem Stängel, nur am Grunde hohl, kahl; Blätter mehrfach gefiedert mit faden-dünnen Zipfeln; Blütenstände bis 15 cm breit.

Exporterfolg seit der Antike

Ursprünglich nur im Mittelmeergebiet beheimatet, ist der Fenchel schon im klösterlichen Gartenbau zur formenreichen Kulturpflanze geworden – man zieht ihn auch als Gemüse (Knollenfenchel). In Amerika wurde verwilderter Fenchel zum ökologischen Problem.

Beim Gewürzfenchel unterscheidet man süße und bittere Sorten – die Früchte enthalten ätherisches Öl mit unterschiedlichen Mengenanteilen ihrer Hauptkomponenten (Anethol und Fenchon). Fenchelöl wirkt harn- und blähungstreibend, dazu auch krampflösend und auswurffördernd. Arzneilich verordnet man **Fenchel** bei Beschwerden der Verdauungsorgane, aber auch gegen Husten und Bronchitis, insbesondere bei Kleinkindern – traditionell als Aufguss (ein bis zwei Teelöffel zerkleinerte Früchte/ Tasse, 10 min ziehen lassen). Fenchelöl nimmt man auch zum Würzen von Gurken, Sauerkraut, Brot und anderem Gebäck oder zum Aromatisieren von Kräuterlikör, die frischen Blätter zu Salaten, Suppen und Saucen. Im Gegensatz zum Gewürzfenchel entwickelt die als Knollenfenchel bezeichnete Unterart eine oberirdische Zwiebel aus den verdickten unteren Blattstielabschnitten – eine bemerkenswerte Ausnahme.

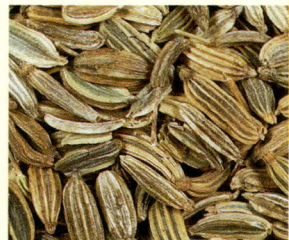

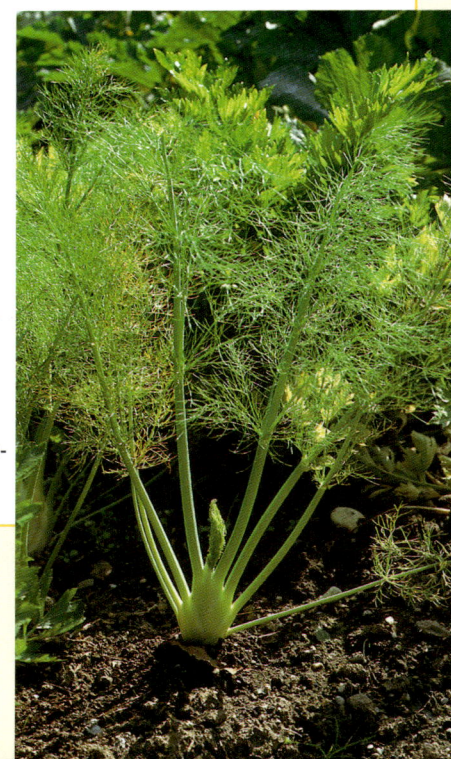

Wanzen und Lebkuchen

Bei den Doldenblütlern gibt es die Früchte immer im Doppelpack. Korianderfrüchte zerfallen nicht, sondern bleiben kugelrund. Unreif riechen sie nach Wanzen, bei der Reife veredeln sie ihren Duft zu einer Note, die sogar backstubenfähig ist: Leckere Lebkuchen sind der Beweis.

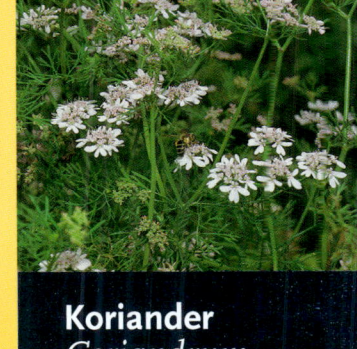

Koriander
Coriandrum sativum

▸ Doldenblütler
▸ Juni bis August
▸ 30–60 cm

Koriander stammt wie viele andere seiner Aromakollegen aus dem Mittelmeergebiet. Nördlich der Alpen zieht man ihn schon seit dem frühen Mittelalter, jedoch reifen die Früchte bei uns nur selten voll aus. Der käufliche **Koriander** kommt daher oft aus Nordafrika oder Südwestasien. Die Früchte führen nach der Trocknung ein fein aromatisches ätherisches Öl mit zahlreichen Bestandteilen. Ein Aufguss (ein Teelöffel Früchte/Tasse, 15 min ziehen lassen) – auch für Kleinkinder geeignet – hilft bei Appetitlosigkeit, Blähungen, Völlegefühl, Verdauungsbeschwerden und leichten Magen-Darm-Störungen. Korianderöl ist Bestandteil von Curry-Mischungen, Kräuterlikör, Kräuterschnäpsen und Weihnachtsgebäck (Printen). Im Kräutergarten ist die weiß oder leicht rötlich blühende Pflanze eine besondere Zierde.

Merkmale
Einjähriges Kraut mit kompaktem Stängel; untere Blätter rundlich, ein- bis zweifach gefiedert, obere Blätter mehrfach schmalzipflig gefiedert; Dolden wenigstrahlig.

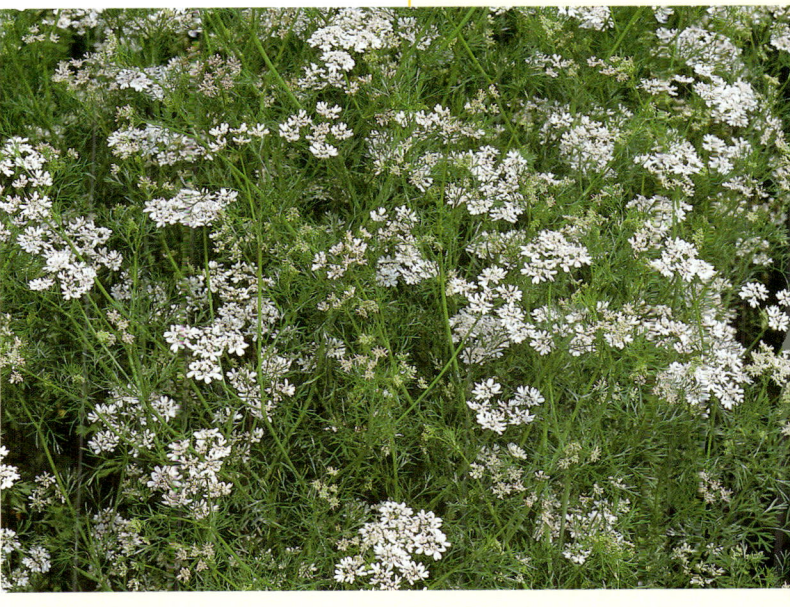

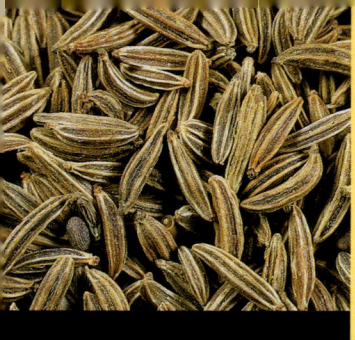

Wiesen-Kümmel
Carum carvi

- Doldenblütler
- Mai bis Juli
- 60 – 100 cm

Merkmale

Zweijähriges Kraut mit ästigem, kahlem, streifigem Stängel; Blätter bis dreifach schmalzipflig gefiedert, duften beim Zerreiben; Dolden mit ungleich langen Strahlen, meist ohne Hüll- und Hüllchenblätter.

Von Kümmel und Korn

Obwohl eine heimische Wiesenpflanze, begann der Kümmel seine Karriere in Westasien. Darauf deutet der arabische Namensbestandteil „carvi" hin (zu *Carum* latinisiert). Kümmelkenner sind keine Körnerfreaks – sie nehmen die Früchte zu Speisen nur gemahlen.

Würzkräuter, die den Geschmack von Speisen oder Getränken verbessern und gleichzeitig die Verdauung anregen, nennt man Carminativa. **Kümmel** gehört zweifellos zu den wirksamsten und verträglichsten seiner Klasse. Das ätherische Öl der leicht sichelförmigen Früchte enthält vor allem den charakteristischen Hauptaromaträger Carvon. Arzneilich nutzt man die blähungstreibenden, krampflösenden und die Sekretion der Verdauungssäfte

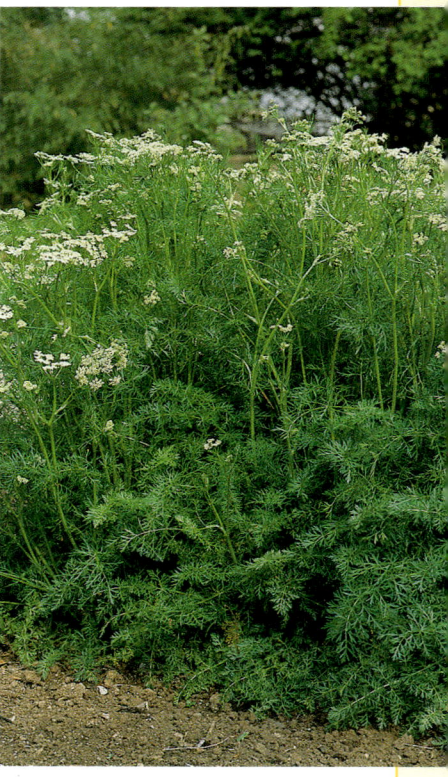

fördernden Wirkungen bei Völlegefühl, vor allem nach dem Genuss fetter oder schwerer Speisen. Empfehlenswert ist ein Aufguss (ein bis zwei Teelöffel zerstoßene Früchte/ Tasse, 5 min ziehen lassen) – oder gleich ein Aquavit.

Suppen, Saucen und Salate

Schon beim Zerreiben lässt diese Pflanze, die aus dem Iran stammt und seit Jahrhunderten in Bauerngärten wächst, das Wasser im Munde zusammenlaufen. In der gekonnten Kräuterküche verfeinert sie fast alle Speisen, auch Fischgerichte und Ragouts.

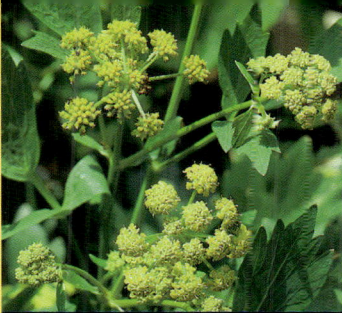

Liebstöckel
Levisticum officinale

▸ **Doldenblütler**
▸ **Juli bis August**
▸ **1–2 m**

Merkmale

Staude mit kräftigem, kantigem, röhrigem und kahlem Stängel; Blätter bis 70 cm lang, zwei- bis dreifach gefiedert; Fiedern rhombisch, grob gezähnt.

Im Unterschied zu vielen anderen Doldenblütlern nutzt man bei diesem Klassiker der Würzkunst und Aromatherapie weniger die reifen Früchte, sondern überwiegend die vegetativen Teile der Pflanze. Der würzig aromatisch duftende **Liebstöckel**, auch Maggi-Kraut genannt und mancherorts eine wichtige Zutat zu Liebeszaubern, enthält ein komplex zusammengesetztes ätherisches Öl. Arzneilich verwendet man vorzugsweise die getrockneten Wurzeln mehrjähriger Pflanzen, meist nur in Fertigpräparaten. Sie wirken harntreibend, sollten aber nicht bei Entzündungen der Harnwege eingesetzt werden. Beim Würzkraut stehen dagegen die Appetitanregung und Verdauungsförderung im Vordergrund. Beim Kontakt mit frischem Kraut kann die Haut eventuell überempfindlich auf UV-Strahlen reagieren (Photosensibilisierung).

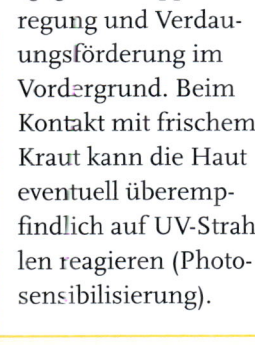

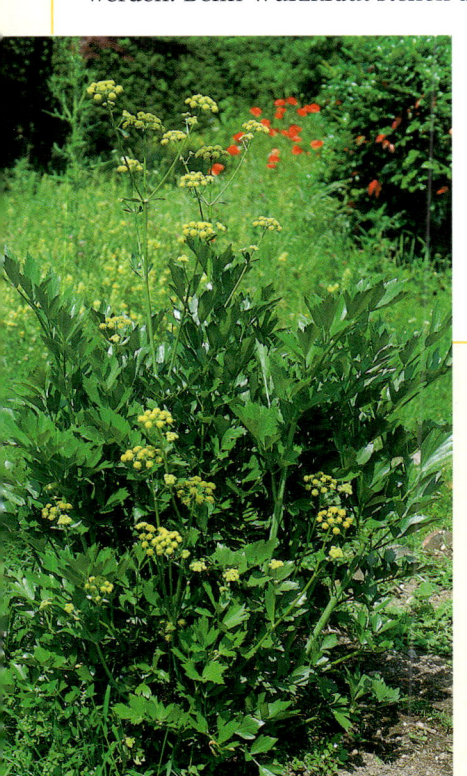

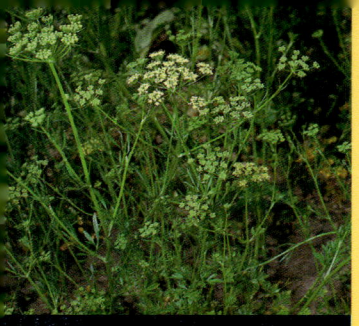

Petersilie
Petroselinum crispum

▸ Doldenblütler
▸ Juni bis Juli
▸ 30–90 cm

Merkmale
Zweijähriges Kraut mit aufrechtem, verzweigtem Stängel; Wurzel sortenabhängig fädig oder dickfleischig; Blätter mehrfach gefiedert, glänzend dunkelgrün; Blüten grünlich gelb.

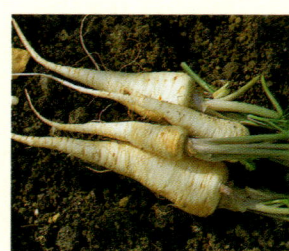

Glatt oder kraus
Wenn es einem die Petersilie verhagelt, ist nicht nur im Garten größeres Ungemach angesagt. Die Redensart unterstreicht die Bedeutung der Pflanze – neben Schnittlauch ist glatt- oder krausblättrige Petersilie wohl das am häufigsten verwendete Würzkraut.

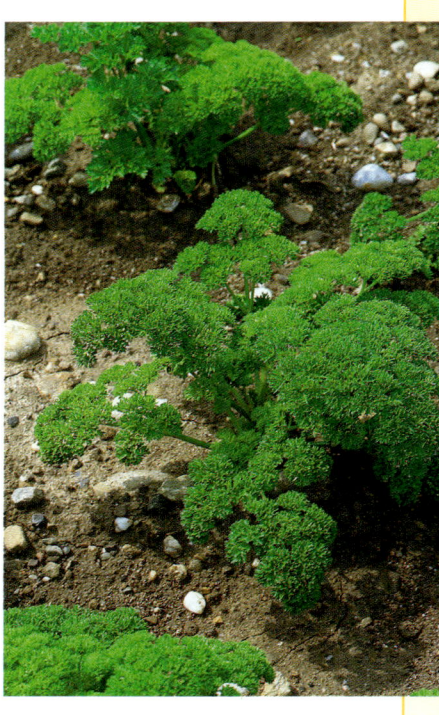

Angeblich weist der wissenschaftliche Gattungsname auf die felsigen Standorte der Wildpflanze hin, die im östlichen Mittelmeergebiet beheimatet ist. Tatsächlich gibt er aber einen Hinweis auf die Heilanzeigen: Petersilie wurde schon immer bei Steinleiden und Nierengrieß eingesetzt. In Wurzeln und Blättern ist nur wenig ätherisches Öl enthalten, in den Früchten der **Petersilie** relativ viel – je nach Sorte vor allem mit Apiol oder Myristicin. Fertigarzneien nutzen die kräftig harntreibende Wirkung bei Nieren- und Blaseninfektionen. Da hohe Apiol-Gaben Kontraktionen der Gebärmutter bewirken, nahm man damit früher gefährliche Abtreibungen vor. Die Kräuterküche verwendet das frische Kraut zu Suppen und Gemüse.

Von der Küste in die Küche

Als Wildpflanze kommt Sellerie – allerdings extrem selten – auch in den Salzwiesen an der Nord- und Ostsee sowie an Salzstellen des Binnenlandes vor. Die Veredlung zur formenreichen Kulturpflanze ging allerdings von mediterranen Gärten aus.

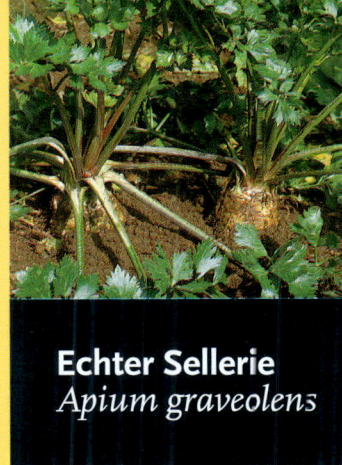

Echter Sellerie
Apium graveolens

▸ **Doldenblütler**
▸ **Juni bis Juli**
▸ **50–90 cm**

Merkmale

Zweijähriges Kraut; Blätter mit kräftigen, kantigen Blattstielen, einfach gefiedert, dunkelgrün und glänzend, Fiedern keilförmig dreieckig; Blüten grünlich weiß, Dolden mit ungleichen Strahlen.

Alle Teile der Pflanze enthalten ein ätherisches Öl mit zahlreichen Bestandteilen – die genauere Zusammensetzung ist in Blättern, Wurzeln und Früchten jedoch recht unterschiedlich. Arzneilich verwendet werden überwiegend Zubereitungen aus den Früchten bei rheumatischen Beschwerden sowie Nieren- und Blasenleiden, allerdings nicht bei entzündlichen Infektionen. Kraut und Knolle wirken weniger diuretisch, fördern aber stärker die Verdauung. Die dem **Sellerie** oft nachgesagte Wirkung als Aphrodisiakum ist nicht gesichert. Mit den Blättern würzt man Saucen und Suppen, Fleisch- und Kartoffelgerichte. Die Knollen verwendet man als Gemüse oder in Salaten – der berühmte Waldorf-Salat wurde in den 1920er Jahren im New Yorker Hotel Waldorf-Astoria kreiert.

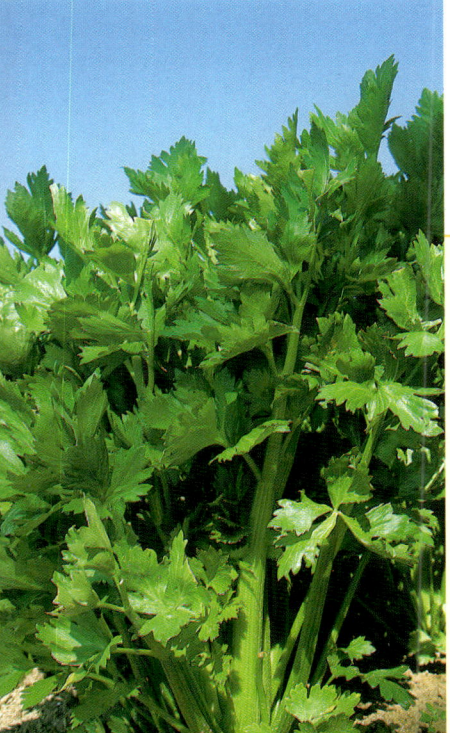

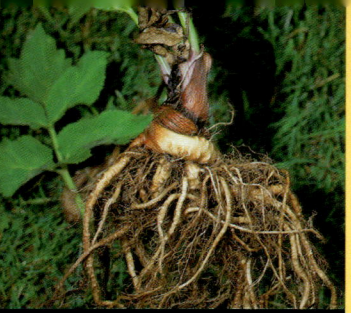

Echte Engelwurz
Angelica archangelica

▸ Doldenblütler
▸ Juni bis August
▸ 1–2,5 m

Merkmale

Zweijähriges Kraut mit aufrechtem, nur oben verzweigtem Stängel; Wurzelstock dick, schwammig, mit gelblichem Milchsaft; Blätter bis 1 m lang, dreifach gefiedert; Blüten gelblich grün.

Ein Engel unter den Heilpflanzen

Die imposante Größe begeisterte Carl von Linné offenbar so sehr, dass er die Art nicht nur als Engel (= angelica) auffasste, sondern sie sogar zum Erzengel (= archangelica) beförderte. Antiken Autoren blieb sie unbekannt – sie kommt im Süden nicht vor.

Engelwurz ist von Nordeuropa bis Westasien verbreitet und siedelt sich gern in Flussauen an. Der kräftige Wurzelstock führt ein ätherisches Öl mit aromatischen Bestandteilen und Bitterstoffen. Arzneilich empfiehlt man die **Echte Engelwurz**, die seltsamerweise auch Brustwurz heißt, gegen Appetitlosigkeit und Magersucht sowie gegen Blähungen und andere Verdauungsstörungen. Dafür stehen Fertigarzneien zur Verfügung. Größere Mengen des Engelwurzöls wirken bei innerlicher Anwendung allerdings giftig. Äußerlich können sie die UV-Empfindlichkeit der Haut steigern. Wurzelstockextrakte sind traditioneller Bestandteil vieler Magenschnäpse.

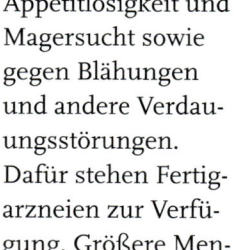

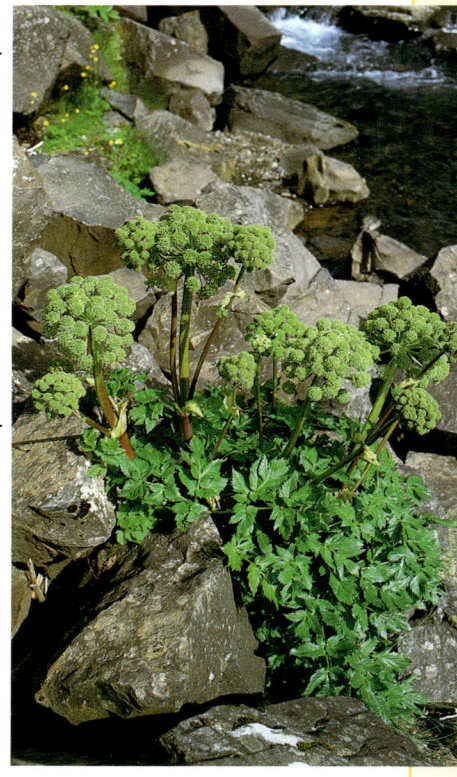

Verbläute Etiketten

Obwohl die königsblau blühenden Verwandten mit Sicherheit nicht zu hochprozentigem Magenbitter verarbeitet werden, zieren ihre dekorativen Blütenkonterfeis wider besseres Wissen so manches Flaschenetikett mit wasserklarem Gebirgsenzian.

Enziane sind nicht ausschließlich, aber überwiegend Gebirgspflanzen. Der stattliche **Gelbe Enzian** bevorzugt die nährstoffarmen Magerrasen im Bergland und tritt hier meist truppweise auf. Zur Gewinnung der Bitterstoffe aus dem dickfleischigen Wurzelstock erntet man jedoch aus Naturschutzgründen nicht die schwindenden Wildvorkommen, sondern Pflanzen aus dem Anbau. Die im Wurzelstock enthaltenen Bitterstoffe Amarogentin und Gentiopikrin weisen den höchsten Bitterwert der bisher bekannten Naturstoffe auf. Da sie zuverlässig die Speichel- und Magensaftsekretion anregen, setzt man Enzianwurzel bei Appetitlosigkeit und Verdauungsstörungen ein. Außer in Fertigarzneien sind Enzianbitterstoffe in Aperitifs, Magenbitter und Kräuterschnäpsen enthalten.

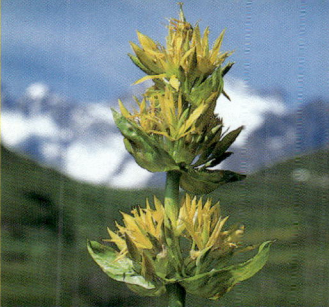

Gelber Enzian
Gentiana lutea

▸ Enziangewächse
▸ Juli bis August
▸ 50–120 cm

Merkmale
Staude mit aufrechtem, unverzweigtem Stängel; Blätter ungeteilt, glattrandig, kahl, bläulich grün, mit stark vortretenden Hauptnerven; Blüten büschelig in den Blattachseln. Geschützt!

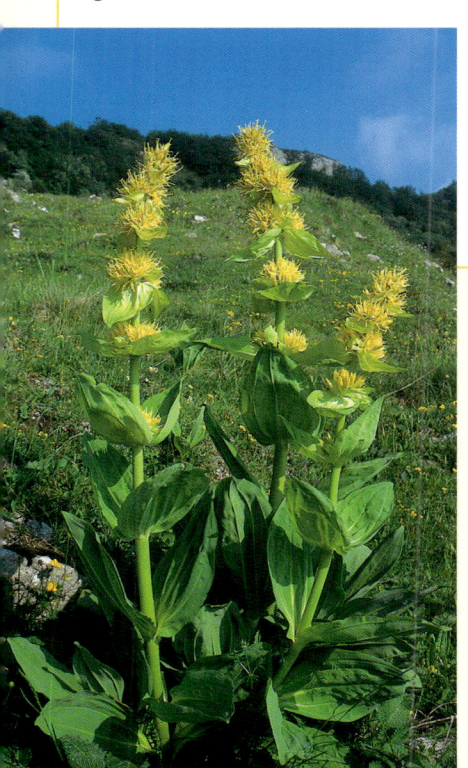

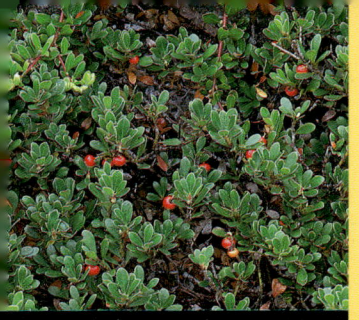

Rote Früchte für braune Bären

Im Namen dieser Pflanze ist wirklich der Bär los: „arktos" hieß bei den alten Griechen der Bär. Die Arktis ist demnach ein Bärenland, und die arktisch alpinen Bären mögen die roten Steinfrüchte, die gar keine richtigen Beeren sind.

Echte Bärentraube
Arctostaphylos uva-ursi

▸ Heidekrautgewächse
▸ Mai bis Juli
▸ 20–60 cm

Merkmale
Immergrüner, dichter Zwerg- oder Spalierstrauch mit liegenden, Teppiche bildenden Ästen und Zweigen; Blätter ledrig, auf der Unterseite netzaderig.

Außer in den Alpen kommt die stark gefährdete Pflanze auch in Zwergstrauchheiden in Nordeuropa, Nordasien und Nordamerika vor. Arzneilich genutzt werden nur die der verwandten Preiselbeere ähnlichen, aber durch das Netzmuster der Blattunterseite klar unterscheidbaren Blätter. Sie enthalten das antibakteriell wirkende Glykosid Arbutin, das man bei leichteren Infektionen der Harnwege einsetzt. **Bärentraube** aus professionellem Anbau ist daher in ärztlich verordneten Blasentees und Fertigarzneien enthalten. Wegen der Gefahr von Magenschleimhaut- und Nierenreizungen sollte man die Droge nicht über längere Zeit einnehmen und auch während der Schwangerschaft vermeiden. Im Unterschied zur schwarzfrüchtigen Alpen-Bärentraube (*Arctostaphylos alpina*) färbt sich das Laub im Herbst nicht um. Die Früchte beider Bärentrauben-Arten sind ungenießbar. Sie werden allerdings gerne von Vögeln verzehrt.

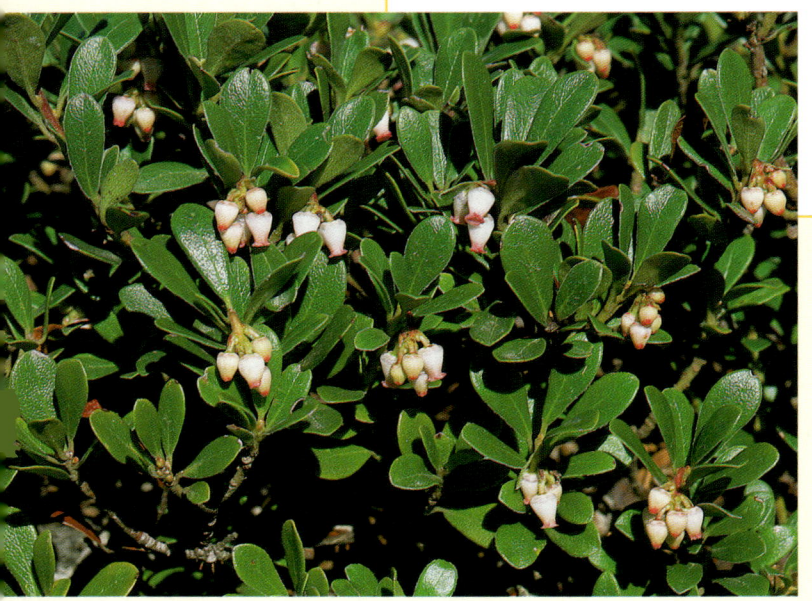

Wohltat unter der Gürtellinie

Manche Pflanzen haben auch weniger willkommene Wirkungen: Beifuß gehört zwar zu den bewährten Verdauungshelfern, ist aber auch ein starker Erreger von Pollenallergien und verlängert die Leidensstrecke sensibler Mitmenschen bis weit in den Spätsommer.

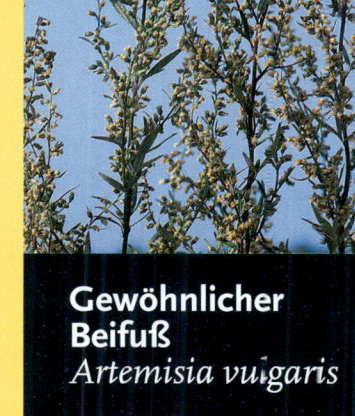

Gewöhnlicher Beifuß
Artemisia vulgaris

▸ Korbblütler
▸ Juli bis September
▸ 100–150 cm

Merkmale
Stattliche Staude mit starrem, etwas kantigem Stängel, meist braunrot überlaufen; Blätter fiederteilig mit schmalen Zipfeln, oberseits dunkelgrün, unterseits dicht grauweiß behaart.

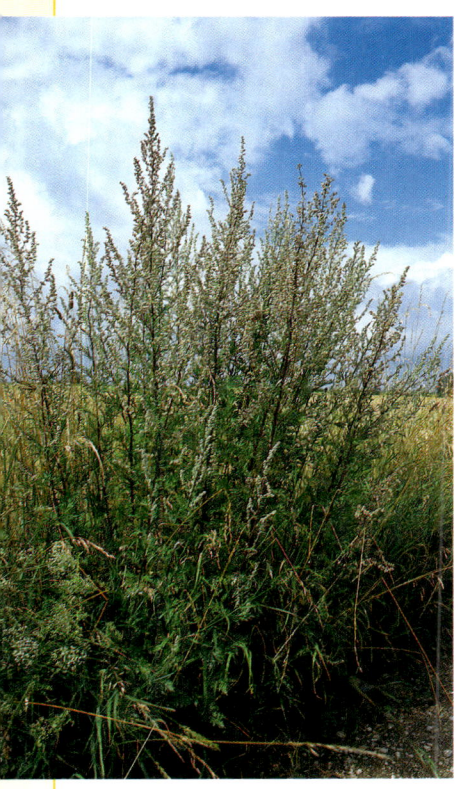

Die Pflanze findet man praktisch an jeder Straßenecke und wird wohl meist hemmungslos als Unkraut bezeichnet. Ihre Häufigkeit ist leicht erklärt, denn sie stellt keine besonderen Bodenansprüche und produziert im Jahr fast eine Million Samen. Blätter und Stängel enthalten ein ätherisches Öl mit wechselnden Bestandteilen je nach Herkunft – vom **Beifuß** gibt es also chemische Rassen. Beifußkraut wirkt anregend auf die Magenfunktion und die übrige Verdauungstätigkeit, aber auch gegen Blähungen und Durchfall. Daher empfiehlt man einen Aufguss (ein bis zwei Teelöffel getrocknetes Kraut/Tasse, 10 min ziehen lassen, ungesüßt trinken) bei Verdauungsbeschwerden.

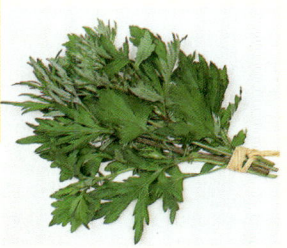

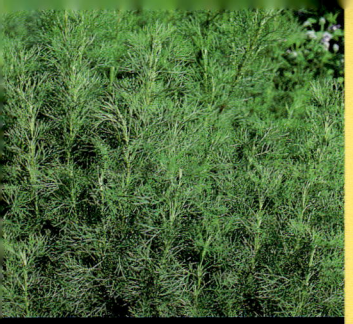

Estragon
Artemisia dracunculus

- Korbblütler
- August bis Oktober
- 90–150 cm

Merkmale

Staude mit aufrechtem, dünnem, buschig verzweigtem Stängel; Blätter wechselständig, kahl, ungeteilt oder undeutlich dreizipflig, schmal-linealisch; Blütenköpfe kugelig, manchmal rötlich.

Äußerer Augenschein und innere Werte

Die Schönheit einer Pflanze zu definieren, erinnert an den Versuch, eine Seifenblase zu sezieren. Trotz dieser Schwierigkeit kann man nun nicht gerade behaupten, dass Estragon und Eberraute attraktive Arten seien. Auf ihr Wirkstoffkapital kommt es eben an.

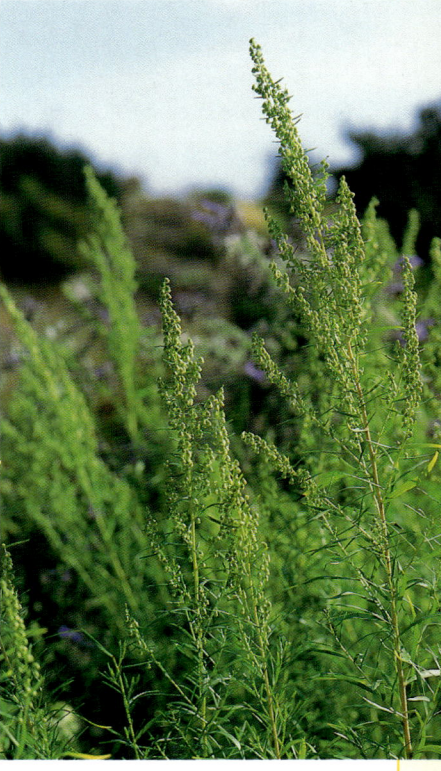

Die aus Osteuropa und Nordasien stammende, beim Zerreiben betont würzig duftende Pflanze wird in mehreren Sorten angebaut: Russischer Estragon ist klimastabil, aber weniger aromatisch, und beim Französischen Estragon verhält es sich umgekehrt. Heute wird **Estragon** fast nur noch als verdauungsförderndes Würzkraut verwendet. Das interessante Aroma verwendet man zu Steaks, Fisch- und Pilzgerichten und Omelettes, außerdem zu Tartarsauce oder in der berühmten Sauce béarnaise. Ähnlich ist die nahe verwandte Eberraute (*Artemisia abrotanum,* kleines Bild oben) aus dem Mittemeergebiet zu bewerten, ein nach Zitronen duftender Halbstrauch.

Verhängnisvolle Folgen

Absinth nannte man ein zeitweise verbotenes hochprozentiges Destillat mit den Aromastoffen aus der Wermutpflanze. Missbräuchlicher Genuss führte ziemlich rasch zu körperlich-seelischem Verfall – eindrucksvoll dargestellt auf mehreren Gemälden aus der Zeit des Impressionismus.

Die aromatisch duftende Pflanze ist der einzige heimische Korbblütler, der als Gehölz wächst. Die Art stammt aus dem östlichen Mittelmeerraum und ist nördlich der Alpen meist aus Gartenkultur verwildert, vor allem im Umkreis ehemaliger Burgen. Das ätherische Öl enthält u. a. das giftige Thujon sowie den Bitterstoff Absinthin. Arzneilich nutzt man **Wermut** in wässrigen, ölarmen Auszügen als Bitterstoffdroge bei Appetitlosigkeit und Verdauungsbeschwerden mit Blähungen, früher auch gegen Darmparasiten. Wermutwein, ein durchaus empfehlenswerter Aperitif, enthält heute kein Thujon, sondern nur die Wermut-Bitterstoffe. Man stellt ihn meist aus einer verwandten Art, dem Römischen Wermut (*Artemisia ponticum*) her.

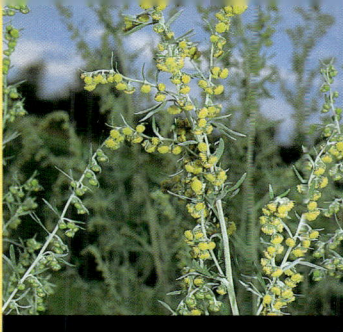

Echter Wermut
Artemisia absinthium

▸ **Korbblütler**
▸ **Juli bis September**
▸ **80–120 cm**

Merkmale

Staude oder Halbstrauch; Blätter wechselständig, mehrfach fiederteilig mit schmalen Zipfeln, behaart, unterseits filzig silbergrau; Blütenköpfe klein, nickend, hellgelb.
Giftig!

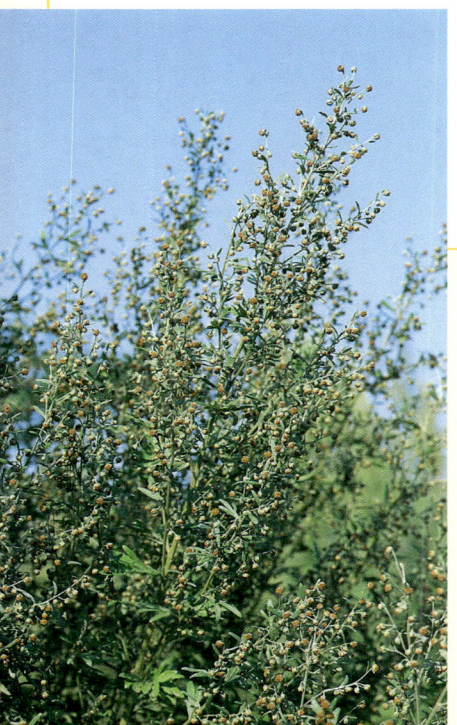

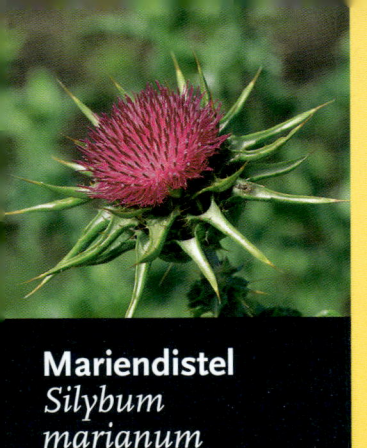

Mariendistel
Silybum marianum

- ▸ Korbblütler
- ▸ Juni bis August
- ▸ 60–150 cm

Merkmale
Zweijähriges Kraut mit verzweigtem Stängel; Blätter buchtig gelappt, dornig gezähnt, dunkelgrün, mit auffälligen weißen Adern und Flecken.

Biblischer Betriebsunfall
Eine fromme Legende will es ganz genau wissen: Danach sollen die auffälligen weißlichen Zeichnungen auf den Blättern von ein paar Tropfen der Milch Mariens stammen, die beim Stillen des Jesuskindes danebengingen.

Schon im Altertum kannte man die vom Mittelmeergebiet bis nach Südwestasien beheimatete Pflanze und empfahl sie zunächst als Brechmittel. Den wahren Segen der **Mariendistel** erkannte man erst viel später: Die reifen Früchte enthalten einen Silymarin genannten Wirkstoffkomplex, den man nur in standardisierten Fertigpräparaten bei Leberschäden einsetzt – etwa bei beruflich bedingten Schadstoffwirkungen, nach dem versehentlichen Verzehr von Knollenblätterpilzen oder bei chronischer Leberentzündung und beginnender Leberzirrhose. Teezubereitungen aus den Samen bleiben dagegen weitgehend unwirksam, da sich die wertvollen Inhaltsstoffe kaum in Wasser lösen. Mariendistelkraut verwendet man in der Volksheilkunde ebenfalls bei Leberleiden, doch enthält es kein Silymarin. Im Kräutergarten ist die Pflanze ein attraktives Schaustück: Ihre Blütenköpfe werden bis 8 cm breit und sind – wegen der spitzen Hüllblätter – geradezu unfassbar schön.

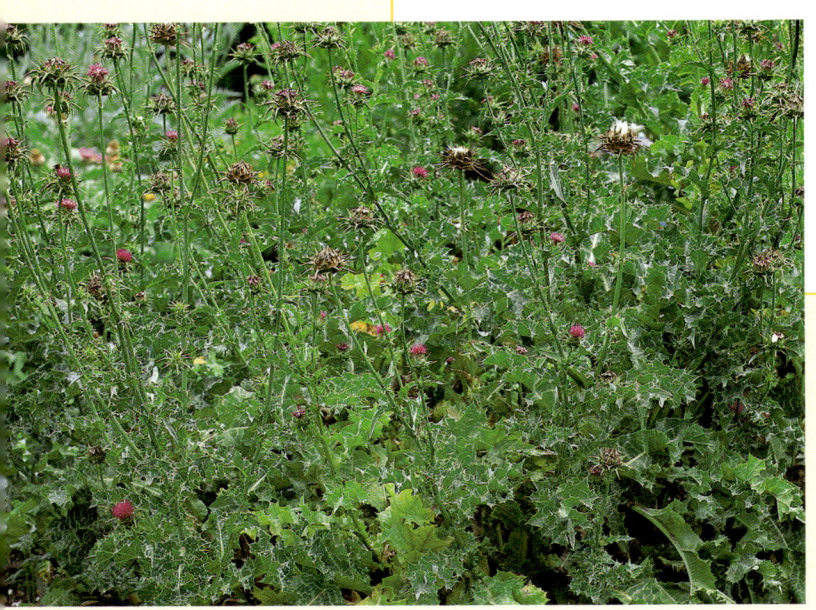

Neubürger für Steinreiche

Importierte Arten halten sich nicht immer an den zugewiesenen Garten- platz. Sie brechen aus der Kultur aus und etablieren sich in der heimischen Flora. So auch die unten erwähnten Arten, die man gegen Steinbildungen in Harnblase und Nieren einsetzt.

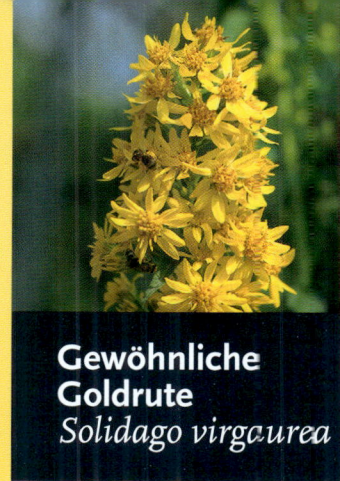

Gewöhnliche Goldrute
Solidago virgaurea

▸ **Korbblütler**
▸ **Juli bis Oktober**
▸ **60 – 90 cm**

Merkmale
Staude mit aufrechtem, wenig verzweigtem Stängel, oft bräunlich überlaufen; Blätter wechselständig, länglich ellip- tisch, zugespitzt, gekerbt, Blattstiel leicht geflügelt; Körbchen 1 – 2 cm breit.

Als einzige heimische Art der vor allem in Nordamerika artenreichen Gattung ist die **Gewöhnliche Gold- rute** in lichten Wäldern und Magerwiesen, an Böschun- gen, Wegrändern und auf Lichtungen weit verbreitet. Arzneilich nutzt man jedoch auch die aus Gärten verwil- derte und unterdessen fest eingebürgerte Kanadische Goldrute (*Solidago canadensis*) sowie die recht ähnliche Riesen-Goldrute (*Solidago gigantea*). Die Inhaltsstoffe des getrockneten Krautes wirken harntreibend und unter- stützen die Behandlung entzündlicher Erkrankungen der Harnwege. Ähnlich werden sie auch in homöopathi- schen Zubereitungen eingesetzt. Einen Aufguss (ein bis zwei Teelöffel getrock- nete Blätter oder Blü- tenköpfe/Tasse) oder entsprechend einge- stellte Fertigarzneien wendet man nur nach ärztlicher Anweisung an.

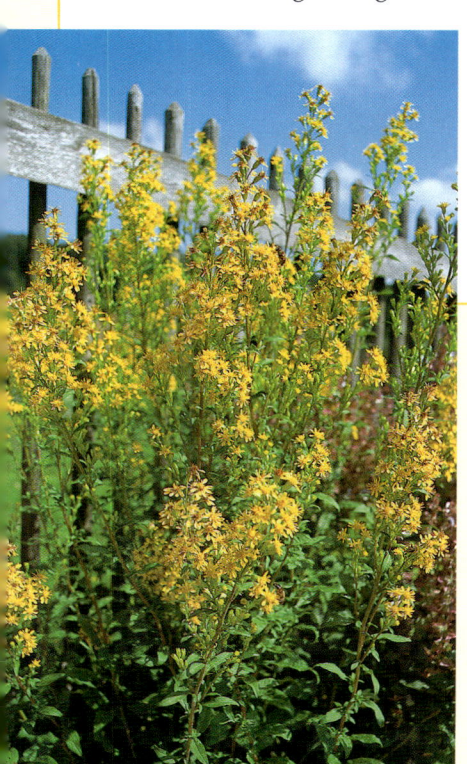

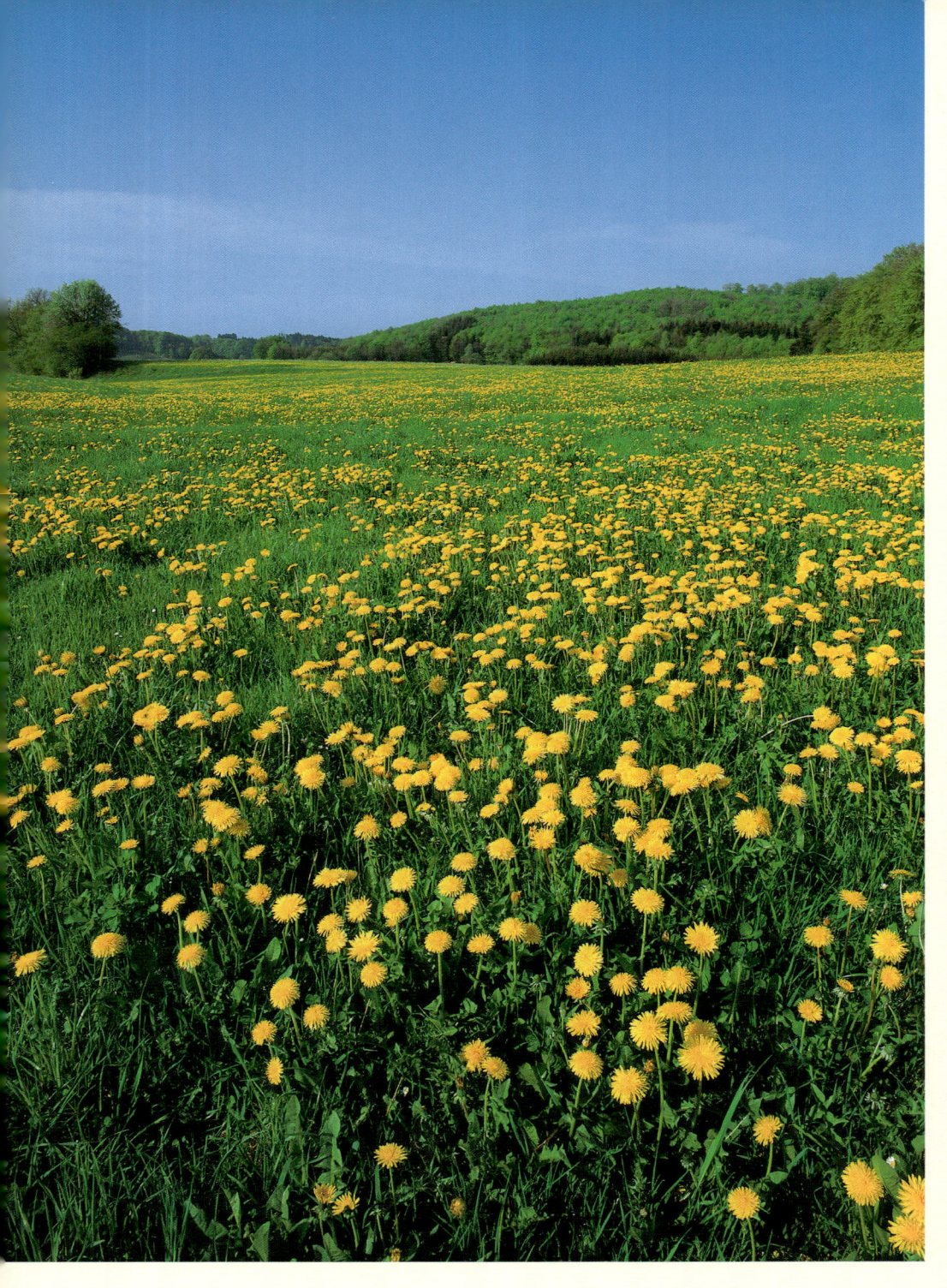

Hoffnungsfrohe Kräuterkosmetik

Hieronymus Bock, kräuterkundiger Pfarrer, berichtet 1539 vom Löwenzahn: „Auch pflegen sich die weiber under die augen mit disem wasser zu weschen / verhoffen dadurch ein lautter angesicht zu erlangen / und die rote bläterlein [= Sommersprossen] damit zu vertreiben".

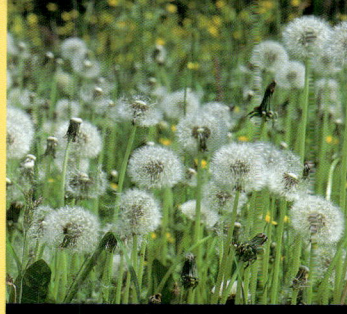

Zur Unterscheidung von den Löwenzahnen der Gattung *Leontodon* nennt man die Pflanze neuerdings auch Kuhblume. Tatsächlich ist sie auch die wichtigste Leitart der Fettwiesen und -weiden. **Löwenzahn** enthält u. a. Bitterstoffe und mineralische Kaliumverbindungen. Arzneilich verwendet man Löwenzahnkraut oder -wurzel einerseits zur Förderung des Gallenflusses bei Appetitlosigkeit und Verdauungsbeschwerden, nutzt aber auch die harntreibende Wirkung bei entzündlichen Erkrankungen der Harnwege. Als gelegentliches Hausmittel empfiehlt sich ein Aufguss (ein bis zwei Teelöffel getrocknete zerkleinerte Wurzel oder Kraut/Tasse, 10 min ziehen lassen). Die jungen Blätter sind eine geschätzte Zutat zu Mischsalaten aus Wildpflanzen – durch Wässern lässt sich ihr betonter Bittergeschmack deutlich mildern. Nach der Fruchtreife öffnet sich der Kopf zur Pusteblume: Leichgewichtige Früchte segeln am eigenen Fallschirm über große Distanzen davon.

Gewöhnlicher Löwenzahn
Taraxacum officinale agg.

▸ Korbblütler
▸ April bis Mai
▸ 5–40 cm

Merkmale

Staude aus formenreicher Artengruppe; Blätter grundständig, gelappt, grob gesägt oder gezähnt, kahl, mit Milchsaft; Blütenkörbchen 3–6 cm breit, auf rötlichem Schaft.

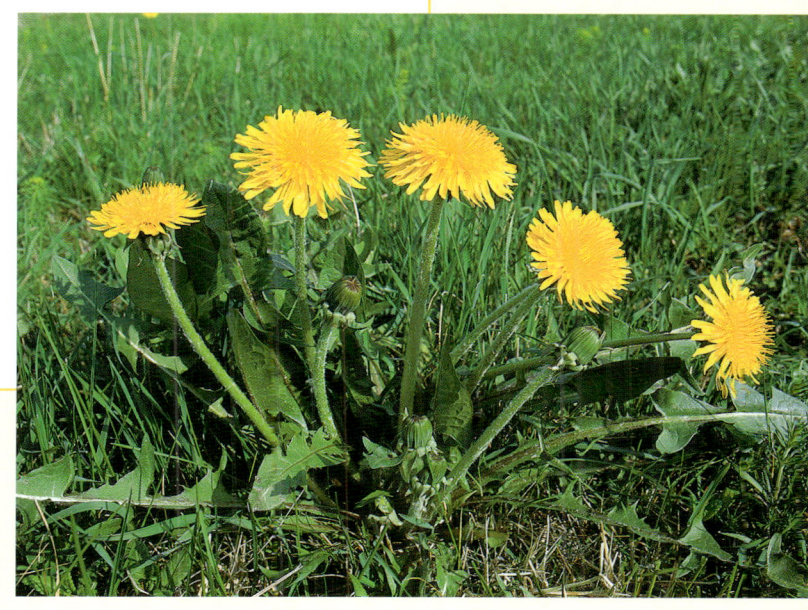

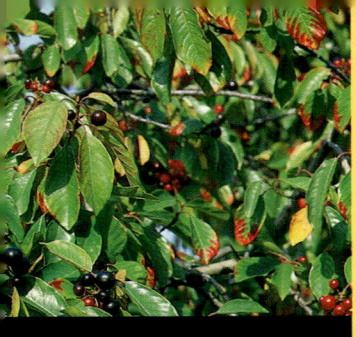

Faulbaum
Frangula alnus

▸ Kreuzdorngewächse
▸ Mai bis Juni
▸ 2 – 7 m

Merkmale
Sommergrüner, schlankwüchsiger, dornenloser Strauch oder kleiner Baum; Rinde an Zweigen und Ästen braunrot, mit hellbraunen Korkwarzen, Blätter mit sieben bis acht Paar bogig verlaufender Seitennerven.
Giftig!

Explosive Mischung

Den Faulbaum nennt man auch Pulverholz – aus seinem Holz stellte man früher hochwertige Holzkohle her, die sehr fein gemahlen Bestandteil von Spreng- und Schießpulver (Schwarzpulver) war. Dazu wurden gebietsweise eigens Faulbaumkulturen angelegt.

Alle frischen Teile, auch die recht einladend aussehenden Früchte, enthalten Brechreiz erregende Inhaltsstoffe. Medizinisch nimmt man nur die ordnungsgemäß und ausreichend lange abgelagerte Rinde, nachdem sich deren Anthrone in die wesentlich besser (v)erträglichen Anthrachinone umgewandelt haben. Sie entfalten ihre Wirkung im Dickdarm und dienen als zuverlässiges Abführmittel. **Faulbaum** sollte man nur nach ärztlicher Verordnung als Fertigpräparat oder in besonderen Teemischungen verwenden, die u. a. auch Kümmel enthalten. In der heimischen Tierwelt ist das eher unauffällige Gehölz recht beliebt: Die Blätter ernähren beispielsweise die Raupen des Zitronenfalters, die Blüten diverse Käfer und die Früchte mehrere Drosselarten. Sehr empfehlenswert für Mischhecken auch an schattigen Stellen.

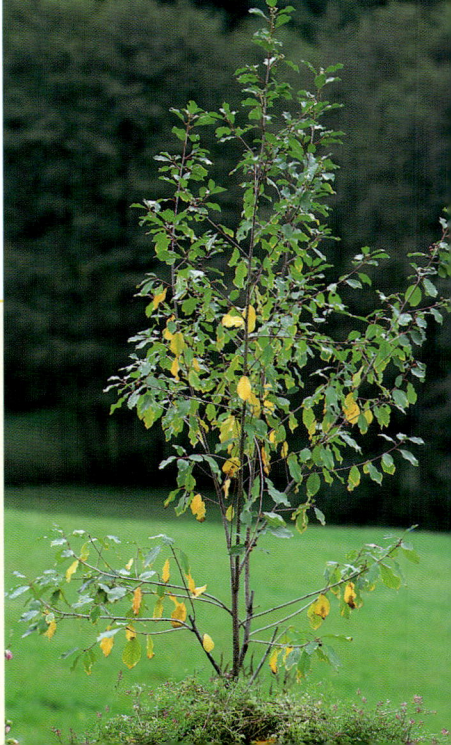

Hausputz im Verdauungstrakt

Im deutschen Namen des Strauches (purgieren = abführen) lebt die alte Vorstellung fort, wonach etwaige Fehlfunktionen des Körpers durch eine Art Hausputz zu beheben sind. Ähnlich sind auch die Blutreinigung und die Entschlackungskur zu verstehen.

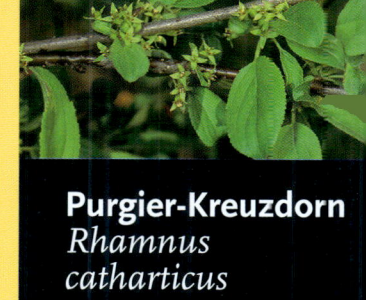

Purgier-Kreuzdorn
Rhamnus catharticus

▸ Kreuzdorngewächse
▸ Mai bis Juni
▸ 3–5 m

Merkmale
Sommergrüner, sparriger Strauch; Zweige graubraun, stehen nahezu rechtwinklig ab; Blätter gegenständig (beim Faulbaum wechselständig!).
Giftig!

Die ziemlich übel schmeckenden Steinfrüchte des **Purgier-Kreuzdorn**s sind bei Vögeln recht beliebt und für deren Verdauungssystem völlig unkritisch. Beim Menschen beeinflussen die darin enthaltenen Wirkstoffe den Dickdarm und wirken bei Verstopfung als zuverlässiges Abführmittel – milder als die getrocknete Rinde des nahe verwandten Faulbaums. Dennoch sollte man sie vorsichtshalber nur auf ärztliches Anraten anwenden. Traditionelle Rezepte empfehlen, etwa acht bis zwölf völlig reife, getrocknete Früchte zu zerkauen, am besten zusammen mit einem Apfel, der den unangenehmen Geschmack der Droge abmildert. Für Kinder bereitete man früher einen entsprechenden Sirup zu. Unreife Früchte oder größere Mengen sind ausgesprochen gefährlich und führen zu Vergiftungen mit Erbrechen oder Koliken.

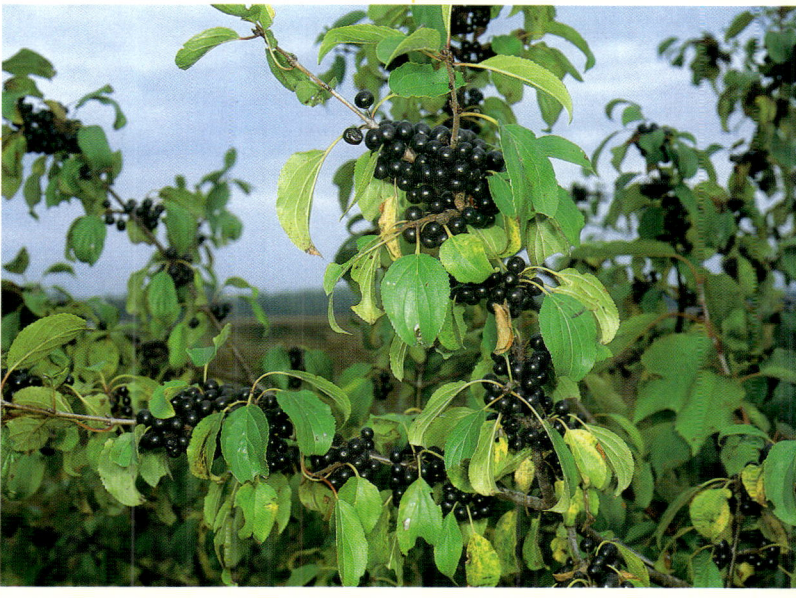

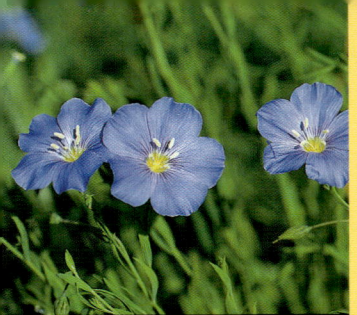

Saat-Lein, Flachs
Linum usitatissimum

▸ Leingewächse
▸ Juni bis Juli
▸ 30–100 cm

Merkmale
Ein- oder zweijähriges Kraut mit aufrechtem, festem, nur im oberen Teil verzeigtem Stängel; Blätter wechselständig, glattrandig, schmal lanzettlich, sitzend.

Über den Tisch ziehen
Lein ist sowohl ein Faser- als auch ein Öllieferant. Entsprechend baut man je nach Verwendungszweck verschiedene Sorten an. Beim Faser-Lein (= Flachs) sind die Bastfasern bis 6 cm lang und damit fast tausendmal länger als eine normale Pflanzenzelle.

Seit der Jungsteinzeit wird der aus dem östlichen Mittelmeerraum stammende **Saat-Lein** angebaut. Meist sieht man ihn nur auf Feldern, denn er verwildert nur selten und dann meist aus verstreutem Vogelfutter, in dem die kleinen, glatten Leinsamen enthalten sind. Sie weisen bis 35 % Öl mit den gesundheitlich so wichtigen ungesättigten Fettsäuren auf, die an der Luft trocknen bzw. verharzen und daher in Anstrichmitteln („Ölfarben") verwendet werden. Unzerkleinerte oder frisch geschrotete Leinsamen sind – da sie ein enormes Quellungsvermögen aufweisen – ein sehr mildes, unschädliches und wirksames Abführmittel. Im Magen-Darm-Bereich wirken sie bei Entzündungen außerdem reizmildernd. Empfehlung: Morgens zwei Teelöffel leicht zerkleinerte Samen mit etwas Wasser einnehmen. Leinsamen sind wegen ihrer gesundheitsfördernden Wirkung auch in Vierkornbrot oder anderen Brotwaren vorhanden.

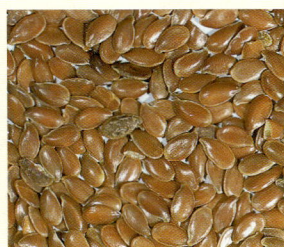

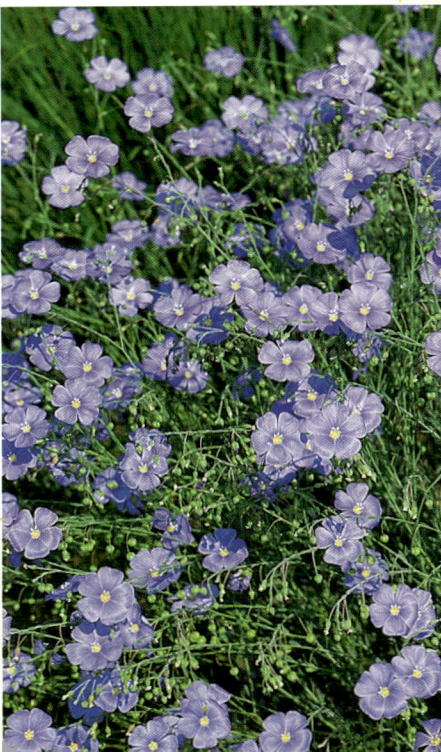

Königlich und leicht verschnupft

Möglicherweise leitet sich der Namenszusatz vom griechischen „basilikon = königlich" ab – Ausdruck der besonderen Wertschätzung spätestens seit dem frühen Mittelalter. Nicht erst bei Frost, sondern schon unter 10 °C erkältet sich das Kraut tödlich.

Die Heimat des Basilienkrautes, meist auch einfach Basilikum genannt, vermutet man in Südwestasien, und von dort hat es einen nahezu weltweiten Eroberungszug in alle Wärmegebiete angetreten. Die kräftig aromatischen Komponenten des ätherisches Öls wirken sekretionsfördernd und unterstützen somit die Verdauung. Daran knüpft auch die arzneiliche Verwendung von **Basilienkraut** bei Magen- und Darmstörungen an. Ähnlich sind die Einsatzgebiete in der Homöopathie. Die Kräuterküche verwendet nur das frische Kraut zu Suppen, Nudel- und Fischgerichten und natürlich zum Pesto, der berühmten italienischen Spezialsauce. Beim Trocknen geht das Aroma weitgehend verloren – man kann es jedoch in Kräutersalz oder -öl retten. Basilikum ist leicht im Topf auf der Fensterbank zu ziehen.

Basilienkraut
Ocimum basilicum

▸ Lippenblütler
▸ Juli bis September
▸ 20–30 cm

Merkmale

Einjähriges Kraut mit aufrechtem, hohlem, kahlem Stärgel; Blätter gegenständig, ungeteilt, glattrandig, hellgrün oder (sortenabhängig) dunkelrot, meist wellig gewölbt.

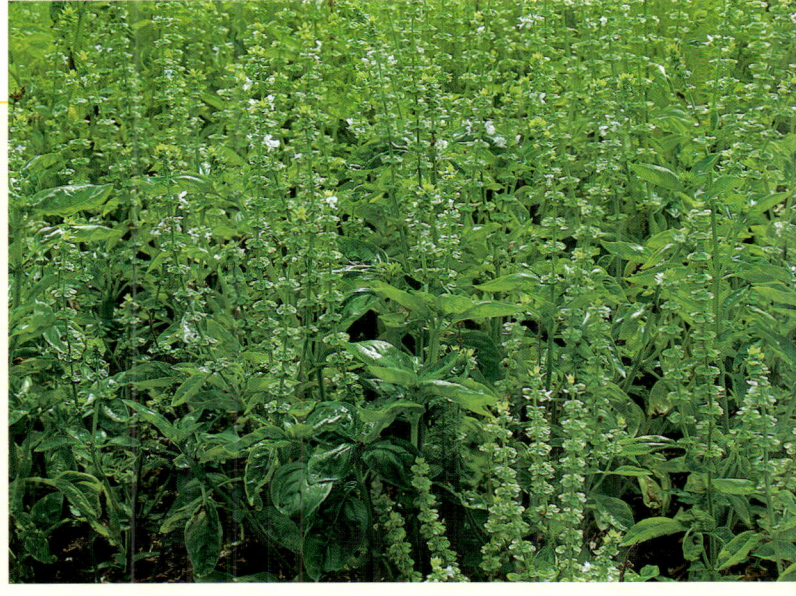

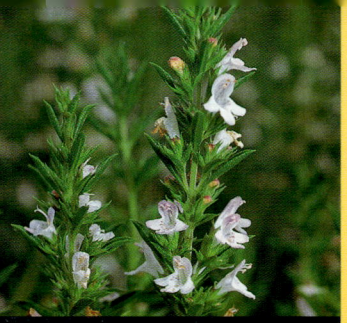

Winter-Bohnenkraut
Satureja montana

▸ **Lippenblütler**
▸ **August bis Oktober**
▸ **20–30 cm**

Merkmale
Halb- oder Zwergstrauch mit
rutenförmigen, liegenden oder
aufsteigenden Zweigen, oft
nur am Grunde verholzt;
Blätter gegenständig, schmal
linealisch; Blüten hellrosa bis
hellviolett.

Die Macchie auf der Fensterbank
Die Bohnenkräuter stammen aus dem
Mittelmeergebiet. Sie lassen sich auch im
Blumentopf auf der Fensterbank kultivieren. Durch regelmäßigen Rückschnitt
verzweigen sich besonders die Zwerg-
sträucher dicht und entwickeln zahlreiche
frische Triebe.

Während das **Winter-Bohnenkraut**, das man auch
Berg-Bohnenkraut nennt, als Kleingehölz wächst, ist das
nahe verwandte und gleichwertige Sommer- oder Gar-
ten-Bohnenkraut (*Satureja hortensis,* großes Bild) ein einjähriges Kraut. Die etwas herb, aber durchaus angenehm
duftenden Pflanzen enthalten in den grünen Teilen ein
ätherisches Öl mit Carvacrol, Cymol und weiteren Bestandteilen. Arzneilich verwendet man Bohnenkraut in
magenstärkenden und die Verdauung fördernden Hausmitteln (Aufguss: ein bis zwei Teelöffel getrocknetes
Kraut/Tasse, 5–10 min ziehen lassen) oder – ähnlich wie
Thymian – auch gegen Erkrankungen der oberen Atemwege. In der Kräuter-
küche schätzt man
dagegen außer der
Verdauungshilfe
auch die Würzkraft
besonders in deftigen
Eintöpfen aus Hül-
senfrüchten oder bei
verschiedenen
Fleischgerichten.

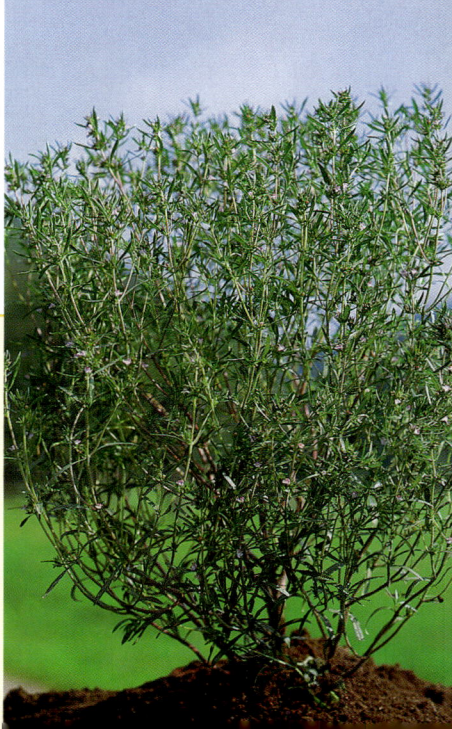

Die Seele der Pizza

Die auch Wilder Majoran oder – wie in ihrer Heimat – einfach Oregano genannte Pflanze ist einer der Spitzenreiter der italienischen Kräuterküche. Mit ihrem etwas späten Blühtermin ist sie auch bei Schmetterlingen äußerst beliebt.

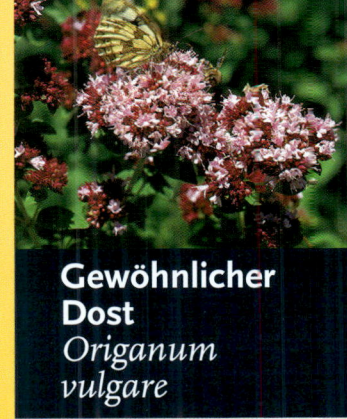

Gewöhnlicher Dost
Origanum vulgare

▸ Lippenblütler
▸ Juli bis September
▸ 30–80 cm

Merkmale

Staude mit festem, aufrechtem, verzweigtem Stängel; Blätter gegenständig, oval, glattrandig oder schwach gezähnt, behaart, graugrün, im Blütenstand meist rötlich.

Der auf trockenen Böden in offenen Krautfluren weit verbreitete **Dost** steht dem nahe verwandten und auch aromatisch ähnlichen Majoran (*Origanum majorana*) in nichts nach. Alle krautigen Teile der angenehm würzig duftenden Pflanze enthalten ein ätherisches Öl mit zahlreichen Komponenten und außerdem Bitter- und Gerbstoffe. Obwohl Dostkraut oder das ätherische Öl auch in verschiedenen Fertigarzneien verwendet werden, ist das klassische Einsatzgebiet die Kräuterküche, denn auch auf diesem Wege entfalten sich die positiven Wirkungen auf die Verdauungsorgane. Oregano (genau genommen eine mediterrane Sorte) gehört einfach auf jede Pizza und möglichst auch in Nudel- oder Fleischgerichte. Dost ist außerdem Bestandteil der berühmten Kräutermischung „Herbes de Provence".

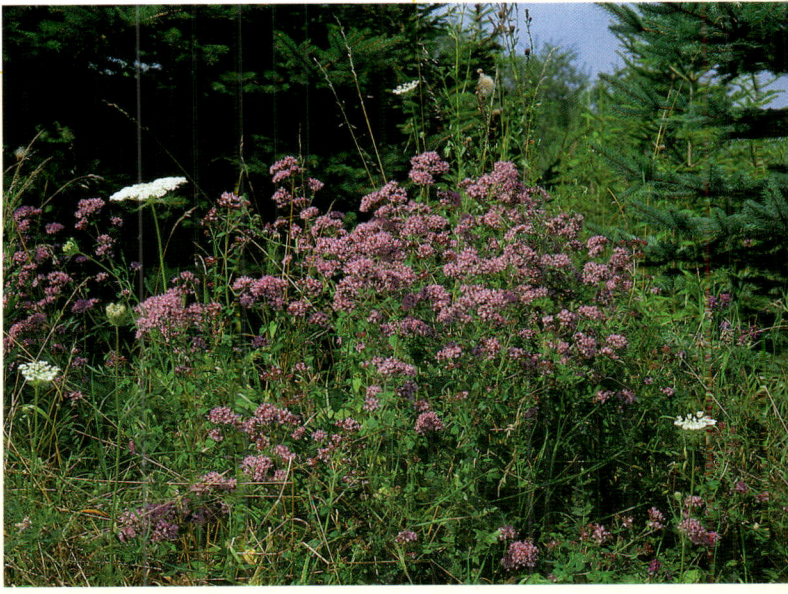

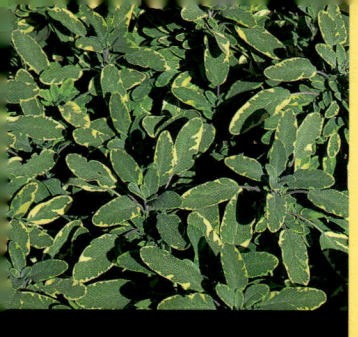

Echter Salbei
Salvia officinalis

- Lippenblütler
- Mai bis August
- 30–80 cm

Merkmale

Halbstrauch mit kantigen, aufsteigenden, nur am Grunde verholzten Stängeln; Blätter länglich oval, runzlig, fein gekerbt, graufilzig; Blüten hellviolett mit braunrot gestreiften Kelchen.

Gesundheit im Namen

Salvia kommt vom lateinischen „salvus = gesund". Gleich mehrere aus dem Mittelmeergebiet stammende *Salvia*-Arten sind in die Spitzengruppe der Kräuterliga aufgestiegen. Der Echte oder Garten-Salbei ist davon sicherlich der bekannteste.

Auch in Mitteleuropa gedeiht der **Echte Salbei** in Gärten, wenngleich er in strengen Wintern etwas zurückfriert. Die Blätter enthalten ein ätherisches Öl mit sortenabhängig verschiedenen Anteilen von Cineol, Kampfer, Borneol und Thujon, ferner Gerb- und Bitterstoffe. Salbei unterdrückt die Schweißabsonderung und wirkt entzündungswidrig sowie krampflösend. Ein Aufguss (ein Teelöffel zerkleinerte getrocknete Blätter/Tasse, 10 min ziehen lassen) nimmt man gegen Entzündungen im Magen-Darm-Bereich oder in der Mundhöhle. Wegen des eventuell höheren Thujon-Gehaltes (vergleiche Wermut, S. 107) sollte man Salbei immer nur sparsam und nicht ständig verwenden. Das gilt auch für die Kräuterküche. Frische oder getrocknete Salbeiblätter passen zu Fisch, Geflügel, Wurst und Käse.

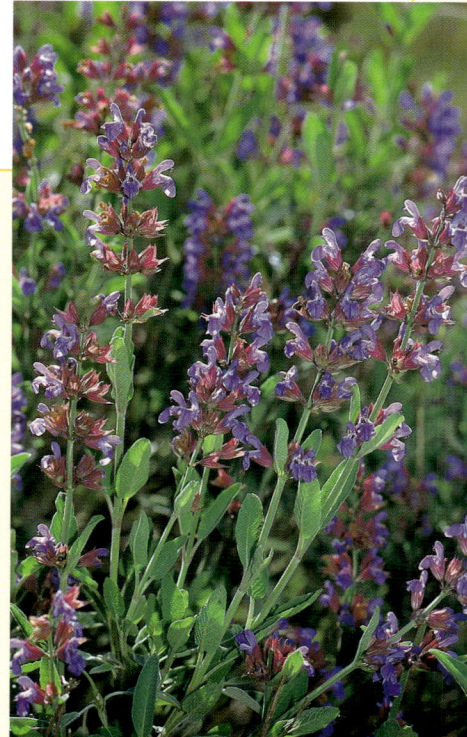

Den schützenden Mantel ausbreiten

Die rundlichen Rosettenblätter liefern sozusagen das Schnittmuster für den Umhang, wie ihn die Frauen im Mittelalter trugen. Seither ist auch das aus der Rechtsprechung dieser Zeit übernommene Bildmotiv der Schutzmantelmadonna verbreitet.

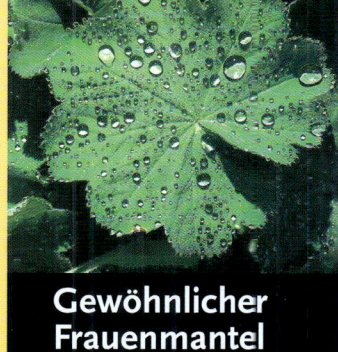

Gewöhnlicher Frauenmantel
Alchemilla xanthochlora

▸ Rosengewächse
▸ Mai bis September
▸ 10–30 cm

Merkmale

Staude; Grundblätter im Umriss rund, handförmig gelappt, gezähnt, entlang der Hauptrippen gefaltet, meist weichhaarig; Blüten grünlich, ohne Blütenblätter.

Der formenreiche und heute als recht unübersichtliche Artengruppe aufgefasste **Frauenmantel** enthält in den oberirdischen Teilen Gerbstoffe und ein komplexes Gemisch weiterer Stoffe. Den Gerbstoffgehalt nutzt man arzneilich bei Magenschleimhautentzündungen und Darmstörungen sowie zum Gurgeln und als Wundheilmittel, in der Homöopathie auch bei Leberleiden. Volksheilkundlich wird Frauenmantelkraut zudem bei Menstruationsbeschwerden und während der Wechseljahre empfohlen, üblicherweise als Aufguss (zwei Teelöffel getrocknetes Kraut/Tasse, 15 min ziehen lassen). Die kleinen Blüten sind Tag und Nacht geöffnet und werden von vielen Insekten angeflogen. Die Samenbildung kommt bei diesen Pflanzen eigenartigerweise auch ohne Bestäubung in Gang. Verschiedene Kleinarten sind leicht im Garten zu kultivieren.

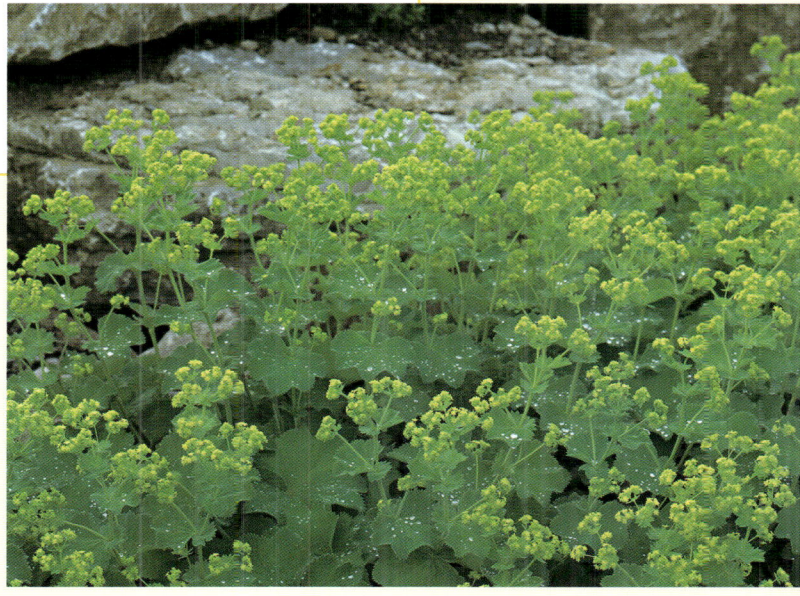

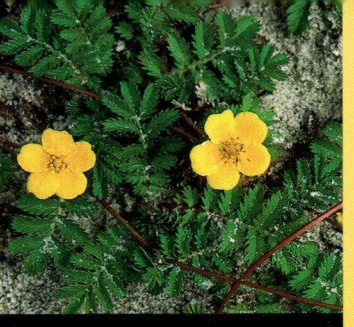

Gänse-Fingerkraut
Potentilla anserina

▸ **Rosengewächse**
▸ **Mai bis August**
▸ **10 – 100 cm**

Merkmale
Staude mit kriechenden, wur-
zelnden Stängeln; Blätter
rosettig, vielpaarig abwechselnd mit großen und kleinen
gezähnten Fiedern, unter-
oder beidseits seidig behaart.

Gänsepflanze ohne Fingerblätter
Die Sache mit den Gänsen geht in Ord-
nung: Wo sich das Hausgeflügel tummelt
und den Boden mit Dünger anreichert, ist
die Art recht häufig. Fingerkraut führt
jedoch in die Irre, denn der Name meint
die handförmig gefiederten Blätter verwandter Arten.

Unseren Augen erscheinen die hübschen Blüten fast
einheitlich knallig gelb. Insekten sehen die leicht orangegelben Flecken jedoch in anderem Licht und erkennen
im Zentrum – weil hier die kurzwellige UV-Strahlung
des Sonnenlichtes vollständig geschluckt wird – ein auf-
fälliges, weil kontrastreiches dunkles Muster. In allen
Teilen enthält das **Gänse-Fingerkraut** vor allem
Gerbstoffe. Arzneilich verwendet man es daher unter-
stützend gegen Durchfallerkrankungen und als krampflösendes Mittel. Die Homöopathie empfiehlt das Kraut
auch gegen Menstruationsbeschwerden. Die sehr jungen
Blätter lassen sich daneben auch als Beimischung zu
Wildkrautsalaten oder -gemüsen verwenden. Als traditio-
nelles Hausmittel nimmt man einen Aufguss (zwei Teelöffel getrocknetes
Kraut/Tasse, 10 min
ziehen lassen).

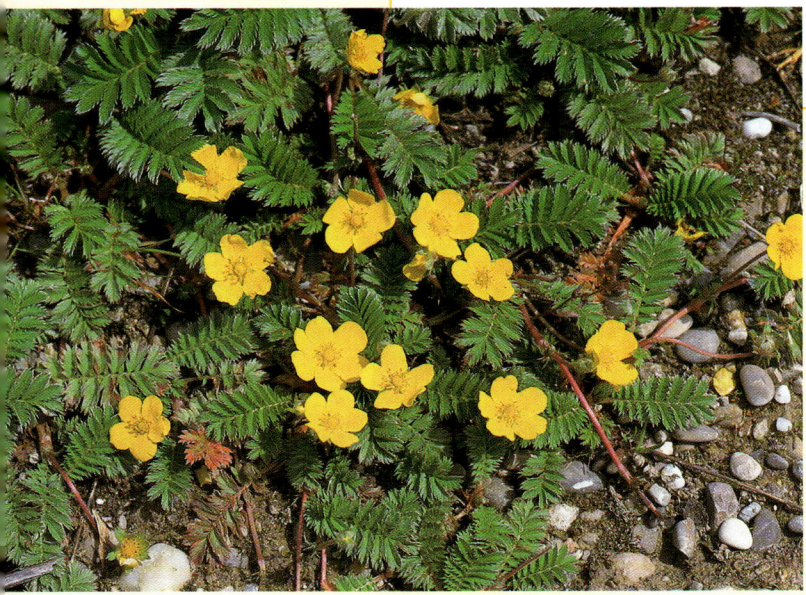

Oldtimer der Pflanzenwelt

Die kaum mehr als ein Dutzend zählenden krautigen Schachtelhalm-Arten, die es heute weltweit noch gibt, sind die letzten ihrer Zunft und gleichsam lebende Fossilien. Während der Steinkohlenzeit, vor rund 300 Millionen Jahren, bildeten sie dagegen üppige, dichte Wälder.

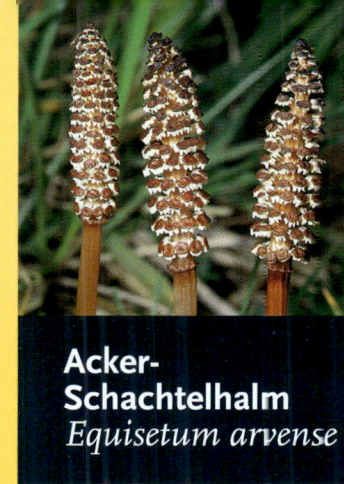

Acker-Schachtelhalm
Equisetum arvense

▸ Schachtelhalmgewächse
▸ **März bis Mai (Sporen)**
▸ 20–50 cm

Merkmale
Staude; sommergrüne sterile Sprosse kräftig grün bis graugrün, aufrecht oder liegend ästig verzweigt, gerippt, etagenweise mit eng anliegenden, 2–6 mm langen, spitzen Zähnen.

Der **Acker-Schachtelhalm** entwickelt seine Sporen bildenden bleichen Sprosse, die ebenso teleskopartig geschachtelt aussehenden wie das sterile sommergrüne Kraut, nur im Frühjahr. Dieses enthält Flavonoide, Saponin, Spuren von Alkaloiden (darunter Nicotin) und Kieselsäure. Arzneilich nutzt man die harntreibende Wirkung bei Nieren- und Blasenleiden sowie bei rheumatischen Gelenkbeschwerden. In Blasen- und Blutreinigungstees (zwei Teelöffel/Tasse, 15 min ziehen lassen) wird Schachtelhalm allerdings selten allein verwendet, sondern meist zusammen mit Thymian, Malve, Lindenblüten, Spitz-Wegerich, Holunder und Fenchel. Wegen seiner verkieselten Zellwände polierte man mit dem getrockneten und gepulverten Kraut früher das Zinngeschirr, woraus sich der Name Zinnkraut ableitet.

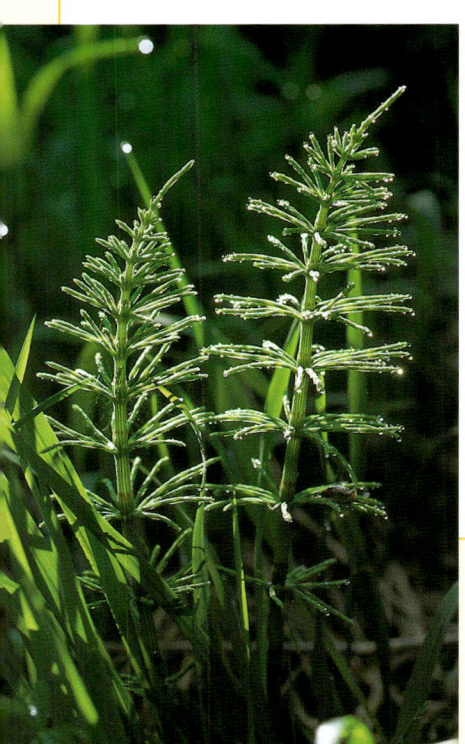

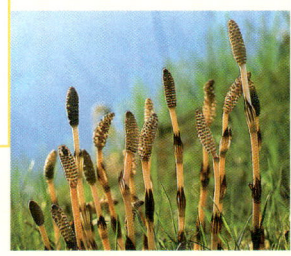

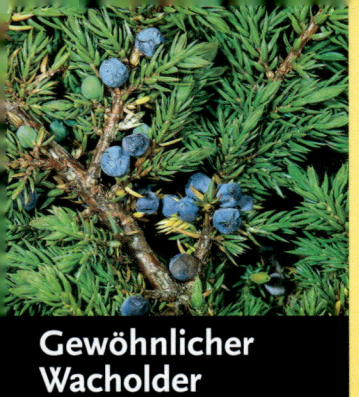

Gewöhnlicher Wacholder
Juniperus communis

- Zypressengewächse
- April bis Mai
- 2–4 m

Merkmale

Immergrüner Nadelstrauch, meist in Säulenform mit steilen Ästen, selten breitkronig; Nadelblätter zu je drei im Wirtel, stechend spitz, oberseits rinnig.

Was Wacholder so verzapft

Üblicherweise entwickeln sich die weiblichen Blütenstände der Nadelhölzer zu holzigen Zapfen. Beim Wacholder verwachsen die oberen Schuppenblätter und werden fleischig saftig. Die blauschwarzen Wacholder„beeren" sind also tatsächlich Beerenzapfen.

Erst im zweiten oder dritten Jahr nach der Blüte sind die rotschwarzen und fast immer stark bläulich bereiften Beerenzapfen des heimischen **Wacholder**s erntereif. Sie enthalten Gerbstoffe, Flavonoide und ein ätherisches Öl mit Terpineol, Pinen, Cadinen und Camphen. Vereinfacht Wacholderbeeren genannt, nimmt man sie nach ärztlicher Anordnung in Zubereitungen bei Entzündungen der Harnwege, äußerlich auch zum Einreiben bei Rheuma und Gelenkschmerzen. Wegen der starken nierenreizenden Wirkung darf man sie nicht über längere Zeit oder in höherer Dosis verwenden. Sie dienen auch als Gewürz in Sauerkraut und Wildgerichten sowie zum Aromatisieren von Schnäpsen: Gin (englisch), Genever (niederländisch) und Ginepro (italienisch) leitet sich vom Gattungsnamen *Juniperus* ab. Die spitzen Nadelblätter mit den feinen Nadelstreifen sind ziemlich verbissfest. Wacholder konnte sich daher vor allem in Gebieten mit Schafhaltung ausbreiten.

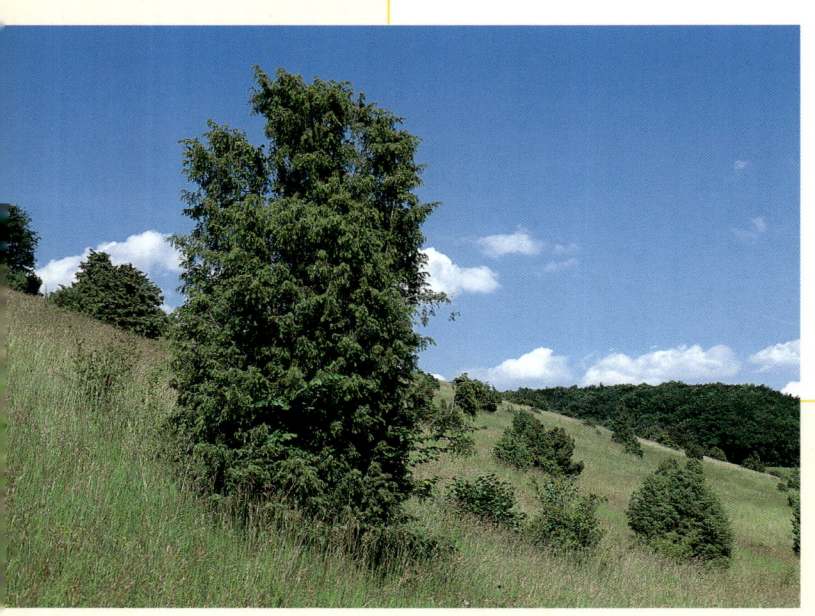

Mit 242 Farbfotos von Hecker (3, 37 o., 47 u.l., 52 u.l., 57 u.r., 89 u., 106 u., 107 u.l., 108 o., 112 o., 120 o.), Hecker/Dr. Sauer (4, 14 o., 96 o.), Jacobi (71 o.), Laux (8/9, 20 u., 24 u., 25 u.r., 26 u., 29 u., 34 u., 36, 41 o., 45 u., 46 u., 49 u., 50 o., 51 u., 53 o., 56 u., 58 o., 59 o., 81 u., 83 o., 102 o., 109 u., 121 o.), Marktanner (21 o., 38 u., 42 u., 44 o., 51 o., 52 o.), Pforr, E. (12 o., 19 o.), Pforr, M. (2, 12 u., 13 o., 14 u., 15 u., 17 o., 22 u.l., 24 o., 27 o., 31 u.r., 34 o., 35 o., 39 u., 42 o., M., 43 o., 45 o., 56 o., M., 57 o., 60 o., 64 o., 65 alle, 69, 70 u., 72 o., 77 u., 78 o., 79 o., 82 u., 87 o., 88 o., 96 u.l., 98 o., 99 o., 100 u., 105 M., u., 109 o., 115 o., 118 u., 119 o., 120 u., 121 u.l., u.r.), Pott (9, 10 o., 11 u.l., u.r., 15 o., 16 u., 21 u., 32/33, 39 o., 40 o., 47 u.r., 55, 61 u., 63 u., 64 M., u., 66 o., 67 alle, 68/69, 73 alle, 75 u., 78 M., u., 80 u., 83 u., 90 u.l., u.r., 92/93, 97 u., 100 M., 102 u., 103 o., 104 alle, 110, 111 u., 118 o., 122 alle), Reinhard, N. (33, 52 u.r., 62 M., 72 u.), Reinhard-Tierfoto (5, 6, 10 u., 13 u., 18, 20 o., 22 o., u.r., 25 u.l., 27 u., 30 u., 41 u., 46 o., 48 o., 50 u., 58 u., 59 u., 60 u., 61 o., 62 u., 66 u., 74 alle, 76, 79 u., 81 o., 82 o., 84, 85 u., 87 u., 91 u., 98 u., 101 alle, 105 o., 106 o., 108 u., 111 o., 112 u., 114 u.r., 115 u., 116 u., 119 u.), Schönfelder (1, 30 M., 35 u., 77 o., 86 o., 91 o., 100 o., 114 u.l.), Synatzschke (47 o.), Vogt (19 u., 26 o., 28 o., 37 u., 62 o., 63 o., 85 o., 86 u., 93, 95 o., 117 o.), Wagner (16 o., 23 o., 25 o., 28 u., 30 o., 38 o., 43 u., 49 o., 57 u.l., 71 u., 80 o., 88 M., 89 o., 90 o., 114 o.), Willner (11 o., 17 u., 23 u., 29 o., 31 o., u.l., 40 u., 44 u., 48 u., 53 u., 54/55, 70 o., 75 o., M., 88 u., 94 alle, 95 u., 96 u.r., 97 o., 99 u., 103 u., 107 o., 113 alle, 116 u., 117 u.) sowie einer Farbzeichnung von Marianne Golte-Bechtle. Der historische Holzschnitt auf Seite 6 stammt aus „Fuchs, Leonhart: Läbliche abbildung und contrafaytung aller kreüter ..., Basell 1545". Er wurde von Ingrid und Peter Schönfelder zur Verfügung gestellt.

Umschlaggestaltung von eStudio Calamar, Pau, unter Verwendung von vier Farbfotos von Schönfelder (Roter Sonnenhut), Pforr, M. (Schlehe, Arnika) und Hecker (Wilde Malve)

Bibliografische Information Der Deutschen Bibliothek
Die Deutsche Bibliothek verzeichnet diese Publikation in der Deutschen Nationalbibliografie; detaillierte bibliografische Daten sind im Internet über http://dnb.ddb.de abrufbar.

Bücher · Kalender · Spiele · Experimentierkästen · CDs · Videos
Natur · Garten & Zimmerpflanzen · Heimtiere · Pferde & Reiten · Astronomie · Angeln & Jagd · Eisenbahn & Nutzfahrzeuge · Kinder & Jugend

Informationen senden wir Ihnen gerne zu

KOSMOS Postfach 10 60 11
D-70049 Stuttgart
TELEFON +49 (0)711-2191-0
FAX +49 (0)711-2191-422
WEB www.kosmos.de
E-MAIL info@kosmos.de

ISBN 3-440-09568-1
Lektorat: Dr. Sigrun Künkele, Oliver Weber
Produktion: Siegfried Fischer / Lilo Pabel
Grundlayout: eStudio Calamar
Printed in Czech Republic / Imprimé en République tchèque

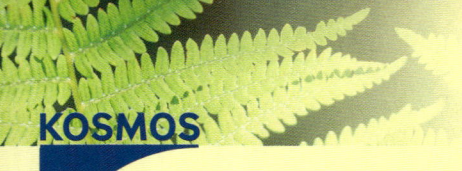

Die geheimen Kräfte der Natur entdecken

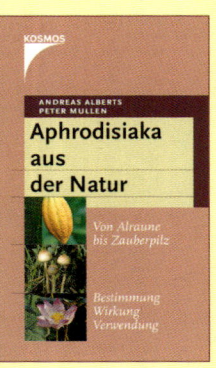

Alberts/Mullen
Aphrodisiaka aus der Natur

272 S., 170 Abb.
Hardcover
ISBN 3-440-09232-1

€ 19,90
€/A 20,50
sFr 33,60

▶ Mit zahlreichen Rezepten zur Steigerung von Lust und Lebensfreude!

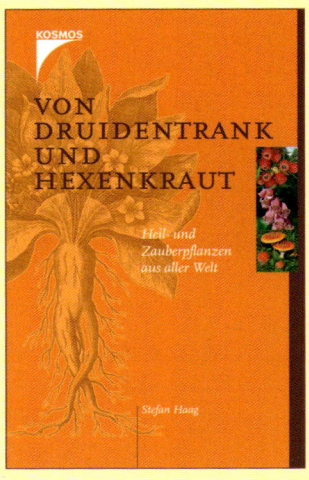

Stefan Haag
Von Druidentrank und Hexenkraut

208 Seiten
80 Illustrationen
gebunden mit Schutzumschlag

ISBN 3-440-09231-3

€ 16,90
€/A 17,40; sFr 29,–

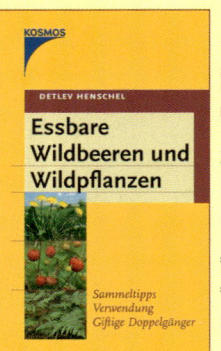

Detlev Henschel
Essbare Wildbeeren und Wildpflanzen

254 S., 241 Abb.
Hardcover
ISBN 3-440-09154-6

€ 16,90
€/A 17,40
sFr 29,–

▶ Mit Tipps zum Sammeln und Zubereiten: für Naturliebhaber und -köche!

Dieses spannende Buch verbindet heutige Pflanzenheilkunde mit Mythen und altem Wissen der Hexen, Druiden und Schamanen. Zitate aus alten Kräuter- und Medizinbüchern, Geschichten aus Mythologie und Aberglauben machen das Buch zu einem unterhaltsamen Lesevergnügen.

▶ Faszinierendes Kräuterwissen der Hexen, Druiden und Schamanen

▶ Die 50 interessantesten Heil- und psychoaktiven Pflanzen aus aller Welt